Prolog

Enjoy your life

Tief im Inneren weiß der Mensch, wer er wirklich ist.

Da er ständig irgendwelche Rollen spielen muss, hat er sich damit weit von sich selbst entfernt.

Somit bleibt ihm ein vages Gefühl, das ständig in ihm rumort und ihn brummig macht.

Sie beschäftigen sich mit der Psychologie? Eine kleine Geschichte zu den Wörtern der Psyche!

Die Seele. Aus dem alt germanischen abgeleitet, die aus dem Wasser kommende.

See gleich Wasser. Le gleich kommend.

Psyche: aus dem altgriechischen abgeleitet, bedeutet, das Innere des Korns. Das woraus Baguettbrot gebacken wird.

Das Korn, das Jahre, vielleicht Jahrhunderte in der Wüste liegt, wenn Wasser drauf fällt entsteht das Leben nämlich eine Pflanze.

Die Psychologie beschäftigt sich mit den Gefühlen. Das lateinische Wort für Gefühle lautet Emotionen.

Wir denken, dass unsere Gedanken, unsere Logik uns leitet.

Doch unterbewusst bzw. unbewusst leiten uns die Emotionen bzw. Gefühle.

Sie denken,, Ihre Gedanken bewegen und bestimmen Sie. Die hinter den Gedanken liegenden Gefühle erzeugen. Ihre nicht willentlichen Gedanken. Ihr Körper und ihre Muskeln werden von den Gefühlen mitbestimmt. Ihr Verhalten wird nicht hauptsächlich vom logischen Bewusstsein sondern von den Gefühlen geformt.

Die Gefühle & Emotionen sind der Master of the Universe.

Dieses Buch vermittelt Ihnen tiefe Einblicke in das Funktionieren von Emotionen, deren Kontrolle und Ursprünge.

Inhaltsverzeichnis

I.) Die zwölf reinen Gefühle/ Emotionen

Der Unterschied von Gefühlen und Emotionen

Gemüt

Die zwölf reinen Gefühle

Liebe

Hass

Trauer

Trauer und seine Formen

Der Zusammenhang zwischen Trauer und Freude

Freude

Freude und seine Formen

Glück

Freude und Trauer in der Literatur

Warum der Mensch nicht zur Freude finden kann (Nietzsche und Schopenhauer)!

Wut

Das Gefühl der Wut und seine Ausprägungen

Gelassenheit

Das Gefühl der gedanklichen Gelassenhenheit

Das Gefühl der reinen emotionalen bzw. seelischen Gelassenheit

Mut

Angst

Wohlsein

Schmerz

Lust

Leid

II.) Emotions- und Gefühlskontrolle

Erkennen und Begreifen von Gefühlen

Die zwölf reinen Gefühle

Fallbeispiel

Anleitung: In drei Schritten zum Kontrollieren von Gefühlen

Keine Angst vor negativen Gefühlen

Gefühle, Emotionen und Gemüt

Gelassenheit

Das Gefühl der Wut und seine Ausprägungen

Gebundene Bücher bei Amazon erschienen.

Suchbegriff: Bücher Hubertus Ihn

Bücher - und E-Bookliste, Hubertus Ihn, unter Amazon, Kindle zu finden

Vita

Leseproben
Aus dem Fortsetzungsroman: Psycho in Athen (Ordysseus Götterdämmerung)

I.) Die zwölf reinen Gefühle/ Emotionen

Der Unterschied von Gefühlen und Emotionen

Ich selber war bis zu dem 30. Lebensjahr manisch depressiv. Entweder war ich völlig aufgedreht und lustig. Ich wurde auf jeder Party als Entertainer eingeladen. Oder ich wollte niemanden sehen und die Niedergeschlagenheit ergriff mich.

Ich konnte weder bei andern noch bei mir Gefühle erkennen! Ich hatte also keine Wörter bzw. Begriffe für Gefühle oder Emotionen. Medikamente habe dafür ich nie genommen. Angst kannte ich nicht. Menschliche Gefühlszustände konnte ich auch außerhalb von mir nicht erkennen.

Dafür hatten selbst die alten Griechen ein Wort. Sie bezeichnen solche Menschen wie mich, als Alogothymiker. Sie haben sicher dieses Wort noch nie gehört. Mir ging es ebenso.

Das griechische Wort Thymus bedeutet Gefühl oder Emotion (lateinisch).

Logo bedeutet das Wort.

A bedeutet kein oder nicht.

Der Alogothymiker ist diejenige Mensch, der keine Wörter für die Gefühle oder Emotionen kennt.

Gefühle bewegen sich im Inneren des Menschen. Betrachten wir das Mitgefühl, so wird der Unterschied zwischen Gefühlen und Emotionen am deutlichsten.

Ein Mensch nimmt durch die fünf Wahrnehmungskanäle (sehen, hören, schmecken, riechen, tasten) oder durch das direkte Fühlen, Gefühle eines anderen Menschen wahr. Er sieht, hört, schmeckt, riecht, tastet oder erfühlt die Angst, Freude usw. des andern. Der Mitfühlende ängstigt oder freut sich mit dem Nächsten. Selbst wenn er nicht das gleiche Gefühl zeigt, also mit dem jeweiligen Gefühl mitschwingt, wird er Verständnis für die Gefühlslage der Angst oder der Freude sprachlich äußern. Die Gefühle sind meistens dem Charakter nach schwächer als die Emotionen.

Emotion aus dem lateinischen übersetzt, bedeutet: Aus der Ruhe, in die Bewegung heraustreten. Ein innerliches Gefühl muss nach außen nicht oder nur sehr schwach sichtbar sein bzw. sich äußern.

Je stärker das Gefühl wird und je weniger es kontrollierbar ist, desto mehr verwandelt es sich in eine äußerliche aber auch innerliche wahrnehmbare Emotion.

Ein weiterer Unterschied zwischen Gefühl und Emotion besteht darin, dass mit dem Gefühl, Geschehnisse wahrgenommen werden können. Der Emotion unter den Emotionen sind Wahrnehmungen nicht möglich. Die Emotionen bewegen den Menschen und werden durch gedankliche, sprachliche und körperliche innere und äußere Zeichen deutlich.

Geübte Menschen können diese Emotion auch direkt durch den sechsten Wahrnehmungskanal, des Fühlens registrieren

Gemüt
Gemüt bezeichnet Grundzustände der Beweglichkeit des Gefühls. Während Emotion die Ausprägungen des Gefühls bezeichnen, wie Wut, Angst, Trauer, Schmerz usw.

Gemütszustände und - typen

Gemüt ist abgeleitet von Mut. Gemütlichkeit bedeutet Behaglichkeit. Platon unterteilt im Phaidros die Seele in Gemüt (thymos) und Trieb.

Adjektive für das Gemüt: Sonnig, schlicht, sensibel, heiter, kindlich, sanft, empfindsam. (Duden, computergeneriert), erregte Gemüter, aufs Gemüt schlagen – jemanden deprimieren, Duden im Internet) Hinzuzufügen sind: Reizbares, phlegmatisches, ruhiges und energisch, stabiles Gemüt, (vgl. Clausewitz unten), sehr regsam (beweglich), wenig regsam (unbeweglich)

Clausewitz: Das starke Gemüt kommt nicht aus dem Gleichgewicht.

4 Gemütstypen nach Clausewitz (vgl. Wikipedia):

Wenig regsam: Phlegmatisch

Sehr regsam: Menschen deren Gefühle nie eine gewisse Stärke übersteigen – Gefühlvolle, ruhige Menschen)

Sehr reizbar: Gefühle entzünden sich schnell und heftig wie Pulver, sind nicht dauerhaft

Die Gefühle kommen nur langsam in Bewegung, können große Gewalt annehmen und sind andauernd: Diese Menschen sind energisch mit tief versteckt liegenden Leidenschaften (Gefühlsmäßig geprägter Charakterstruktur).

Menschen mit schnell wechselnden Gefühlszuständen werden in der Psychopathologie mit dem Wort Borderline Syndrom bezeichnet.

Die zwölf reinen Gefühle

Liebe

Man kann drei Arten der Liebe unterscheiden.

Die **körperliche Liebe** oder sexuelle Liebe.

Die geistige oder platonische Liebe, die sich auf Gemeinsamkeiten der Gedanken und Interessen stützen (**Gedankliche Liebe**).

Die **reine emotionale Liebe**. Vater Liebe, Kinder Liebe, Liebe zu einem Freund, Liebe zur Welt usw.

Die Spielformen der Liebe:

Der emotionale Charakter der Liebe bedeutet für viele Menschen Zuwendung, Zuneigung, sich wohl fühlen. Bei dem Verlust des Geliebten, Trauer empfinden. Gleichklang empfinden, ist mit

Liebe verbunden. Es kann, und da wird es kompliziert, auch das Lieben gemeinsamer Dissonanz gemeint sein oder die masochistische oder sadistische Liebe. Im Extremfall die Nekrophelie, die Liebe zum Tod bzw. die Totenliebe. Auf der anderen Seite, die Liebe zum Kind.

Diese reinen Ausprägungen der emotionalen Liebe können in die zweite Form der körperlichen bzw. sexuellen Liebe übergehen.

Die dritte Form der Liebe ist die platonische oder geistige Liebe. Hier verknüpft sich die emotionale Liebe mit den Gedanken. Interessen, Denkweisen, Anschauungen, gemeinsame Handlungen und Werten der Menschen. Sie lieben die gleichen Gedanken und Handlungen. Golf, Fußball, Autos, Kinder, Luxus, emphatisches Verhalten, die Liebe zur Philosophie, Physik, Medizin usw. verbinden die Menschen.

Um sich mit dem Begriff der Liebe auseinander zusetzen, sei Platons Symposium empfohlen. Symposium ins Deutsche übersetzt heißt: Das Gastmahl. Im Gastmahl erzählt Sokrates sehr kurzweilig von der Liebe und deren Formen. Die Ausführung sei nicht von ihm sondern er hätte es von einer weisen Frau namens Diotima gehört. Die Liebe ist eine Art Göttin im Pantheon der alten Griechen.

Weitere Vertiefung zu dem Thema in Erich Fromm, Kunst des Liebens, und Menschliche Destruktivität.
Der erste Absatz unter Formen der Liebe bezeichnet die reine Form der Liebe. Die emotionale Liebe verbindet sich nicht mit dem Körper oder den Gedanken.

Die sexuelle Liebe wird auch als körperliche Liebe bezeichnet. Die Liebe als Emotion verbindet sich mit dem Körper. Das wird als gemischtes Gefühl bezeichnet.

Die platonische oder geistige Liebe verbindet Gedanken mit der emotionalen Liebe. Es handelt sich also um ein gemischtes Gefühl. Vertiefung hinsichtlich der Klassifikationen in einem der nächsten Beiträge.

In gleicher Weise ist in rein seelische, körperliche und gedankliche (geistige) Trauer zu unterscheiden. Die Trauer kann sich hinsichtlich dieser drei Formen vermischen und sich auch mit anderen Gefühlen verbinden. Das ist eine Form von gemischten Gefühlen.

Der Hass

Als Gegensatz zur Liebe ist der Hass zu sehen. Betrachten wir wieder die drei Grundformen, der gedankliche, der körperliche und der emotional, seelische Hass.

Welches können die Anlässe eines Hasses sein? Verletzt oder erniedrigt werden, Verletzung oder Erniedrigung eines anderen häufig geliebten Menschen, unerwiderte Liebe, Benachteiligung, Andersartigkeit, Bedrohung.

Am besten können wir uns mittels des gedanklichen Hasses dieser Emotion nähern.

Greifen wir auf die Formen der Liebe zurück. Die Liebe als die Gegensatz des Hasses.

Die gedankliche, geistige Liebe wird auch als platonische Liebe bezeichnet.

9

Somit könnte man als Gegensatz, den gedanklichen, geistigen und platonischen Hass formulieren.

Vorstufen des Hasses sind die gedankliche Ablehnung eines anderen, eines Vorgangs oder einer Sache. Etwas oder jemand ist einem unsympathisch. Wenn die Ablehnung oder Antipathie sehr stark wird, kann sich der Hass daraus entwickeln.

Der reine emotionale und seelische Hass.

Ungelebtes Leben und Benachteiligungen, sowie geringe Liebe führen, wie die Geschichte gezeigt hat und die Gegenwart noch immer zeigt, zu einem ungerichteten Hass, der ein Objekt sucht. Juden, anders Denkende, andere Hautfarben usw.

Die Kompliziertheit des Hasses zeigt sich hier deutlich. Der Mensch entwickelt aus der ungünstig wahrgenommenen Situation heraus eine reine Form des emotionalen und seelischen Hasses.

Auf die reine Form des Hasses wird dann der gedankliche Hass in Form von Objekten, wie anders Denkende, farbige, Juden usw. aufgeladen. Die Gedanken kreisen nun um den vermeintlich Schuldigen oder der ungünstigen Situation. Der unbestimmte emotionale Hass hat ein Ziel gefunden. Die Objekte bzw. Subjekte, wie anders Denkende nähren den emotionalen Hass. Der Hass wird gedanklich stabilisiert.

Gedanklicher Hass: Es werden verbale Hasstiraden geäußert. Die Gedanken kreisen um die Gehassten. Der kalte Hass. Durch die Sprache und Worte werden andere Menschen verletzt.Hasserfüllte Gedanken ziehen durch den Geist.

Körperlicher Hass:

Es mischen sich Hass und Wut. Das Gesicht wird starr. Die Augen sind stechend. Die Muskeln spannen sich an oder sind gespannt. Schlagen, Treten, körperliche Verletzungen bis zur körperlichen Vernichtung des Gehassten sind die Folge.

Das gegensätzliche Gefühl von Freude ist die Trauer. Der beste Ansatz sich dem Gefühl der Freude zu nähern, ist sich klar zu werden, welche Beziehungen zwischen Trauer und Freude bestehen.

Trauer und seine Formen

Unter Google ist die Freude als Begriff nicht vermerkt. Wikipedia Einträge bezüglich der Freude sind knapp und es gibt nur ein Literaturhinweis. Zur Trauer dagegen gibt es viele Beiträge unter Wikipedia.

Der Gegensatz von Trauer ist Freude. Freude empfindet der Mensch will er etwas hinzu gewinnen. Mit Trauer reagiert der Mensch, wenn er etwas verliert. Trauer ist häufig verbunden mit Leid und Schmerz. Das Gefühl oder die Stimmungslage die bei Verlust eines geliebten Wesen auftritt, ist die Trauer sowie Leid und Schmerz. Diese Gefühle treten auch beim Verlust eines Teils des eigenen Leben auf. Weil der Mensch ein Teil seines Lebens verliert, trauert er. Das wird auch mit Betrübtheit, Depression, Niedergeschlagenheit, Schwermut, Trübsinn, Verdüsterung, Melancholie, Kummer, Gram usw. bezeichnet.

Freude wird mit den Wörtern, Fröhlichkeit, Glück, Zufriedenheit, Seligkeit, Euphorie, Begeisterung usw. beschrieben.

Neben dem Verlust von etwas geliebten, ist die Trauer, möglicherweise verbundenen mit einem Mangel an Lebensfreude und Rückzug von der Welt und anderen Menschen. Die Trauer kann auch in chronischer Form vorkommen.

Trauer und seelischer Schmerz, insbesondere durch Verlust, haben eine Verbindung zu anderen Gefühlen. Insbesondere der seelische Schmerz im Gegensatz zum körperlichen Schmerz führt zur Trauer. Schmerzliche Gedanken, also geistiger Schmerz kann ebenso zur Trauer führen.

Anzumerken ist in diesem Zusammenhang, dass alle Gefühle seelischen, körperlichen und geistigen Charakter haben können.

Der Zusammenhang zwischen Trauer und Freude

Weil der Mensch ein Teil seines Lebens verliert, trauert er. Das wird auch mit Betrübtheit, Depression, Niedergeschlagenheit, Schwermut, Trübsinn, Verdüsterung, Melancholie, Kummer, Gram usw. bezeichnet.

Freude wird mit den Wörtern, Fröhlichkeit, Glück, Zufriedenheit, Seligkeit, Euphorie, Begeisterung usw. beschrieben.

Betrachten wir die gefühlsmäßigen Abläufe bei einer Beerdigung. Sicherlich ist der Tod eines Menschen insbesondere eines geliebten Menschen ein trauriges Ereignis. Einige mögen aus welchen Gründen auch immer, den Tod des Menschen als erfreulich ansehen. Bei der Beerdigung nehmen Angehörige, Freunde und andere Menschen, die einen Bezug zu ihm hatten, Abschied.

Wie läuft ein Trauerrituale bei einer Beerdigung ab? Die Menschen kleiden sich in Schwarz. Versammeln sich an einem Ort, meistens eine Kirche, jedenfalls im christlich geprägten Gebieten.

Ein Redner, häufig Pfarrer oder Pastor hält eine dem Verstorbenen würdigende Rede. Dann geleitet der Trauerzug den Toten zu seiner letzten Ruhe. Das Leben symbolisierende Blumen werden häufig in das Grab geworfen. Es erfolgt der sogenannte Leichenschmaus, ein merkwürdiges Wort und es gibt meistens Kaffee und Kuchen.

Beim Leichenschmaus erfolgt dann eine, einigen Menschen seltsam anmutende Veränderung der Stimmung der Trauernden. Die Trauer schlägt in einer Art Freude um. Plötzlich wird die Trauergemeinde lustig, fröhlich, es werden Witze gemacht und eine gewisse Ausgelassenheit erfüllt den Raum.

Zu dem Prozess der sich verfestigenden Trauer, die als Depression aufzufassen ist

Gehen wir davon aus, dass der Verlust, der wesentliche Anlass ist, der zur Trauer führt. Der Verlust eines geliebten Wesens, Gegenstandes oder eines Teils des eigenen Ichs. Mit dem Teil des eigenen Ichs, ist gemeint, ein Teil von mir kann nicht am Leben teilnehmen. Ein Teil von mir kann sich nicht entfalten. Der Mensch empfindet einen ungelebten Anteil. Der Menschen kann das Gefühl entwickeln, durch Überstrahlung anderer Anteile (Irridation genannt), dass er im ganzen nicht mehr lebt und ihn die Sinnlosigkeit erfasst.

Anzumerken ist, der eigene Tod ist die totale Vernichtung des eigenen Ichs.

Es stellt sich die Frage, wo ist der Unterschied zwischen Trauer und Depression (Niedergeschlagenheit)?

Gibt es einen Übergang von der Trauer zur Depression?

Die Phase zwei der oben genannten Trauerprozesse kennzeichnet die Depression. In dieser Phase bleibt der depressive Mensch stecken. Die Trauer verfestigt sich und wird zum Charaktermerkmal.

Bei der Depression übernimmt die emotionale Komponente der Trauer die Kontrolle über den ganzen Menschen oder einem großen Teil des Menschen. Der Mensch wird von der Trauer überflutet. Die Trauer ist zeitlich stabil.

Wie geht der Prozess des Übergangs von der Trauer zur Depression vor sich? Die Trauer breitet sich im Gehirn aus. Traurige Gedanken bestimmen einen großen Teil der auftretenden Gedanken (Gehirntätigkeit), es erfolgt, das Auftreten der geistigen Trauer.

Bleibt der Zustand der geistigen Trauer, befeuert durch die nicht bewältigte emotionale Trauer, längere Zeit erhalten, erfolgen körperliche Reaktionen.

Je nach Stärke(Schock) und Dauer der emotionalen Trauer können die körperlichen Reaktionen in schneller Abfolge oder gleichzeitig auftreten.

Die emotionale und geistige Trauer wird durch die körperlichen Reaktionen verfestigt.

Es stellt sich die Frage, welche körperlichen Reaktionen führen zur Verfestigung der Trauer?

Durch die Veränderung der Botenstoffe, Dopamine usw. erfolgt das Herunterfahren der körperlichen Aktivität. Niedergeschlagenheit und zeitlich stabile Depression, verbunden mit emotionalen und geistigen Schmerzen, die auch in körperliche Schmerzen übergeben können, entstehen.

Durch die oben genannten Ausführung wird deutlich, welche Verbindungen zwischen den Gefühlen auftreten. Trauer kann zu Schmerz führen. Wiederum kann es eine Rückwirkung geben, sodass der Schmerz zur Trauer führt.

Ein unheilvoller Prozess ist im Gange. Trauer und Schmerz übernehmen das Kommando über den Geist, die Seele und den Körper. Anders ausgedrückt, Trauer und Schmerz bereiten sich über die Gedanken, die Gefühle und den Körper aus.

Die Depression ist häufig durch Arbeitsunfähigkeit und Rückzug (Passivität) gekennzeichnet. Anders ausgedrückt, die Niedergeschlagenheit führt zur sozialen und funktionalen Unfähigkeit (Phase zwei der oben genannten drei Trauerprozesse).

Wie wird die Niedergeschlagenheit bzw. Depression in den meisten Fällen behandelt?

Medikamente, Antidepressiva werden verabreicht und führen dazu, dass die Botenstoffe, wie

Dopamine, so geregelt werden, dass die körperlichen Reaktionen auf die Trauer nicht mehr erfolgen können. Häufig wird der Depressive dadurch wieder arbeits- und sozial fähig. Es kann weiterhin sein, dass die geistige und gedankliche Trauer, möglicherweise auch die emotionale Trauer zum Teil zurückgeht. Setzt man die Antidepressiva ab, so wird der Mensch in den meisten Fällen wieder depressiv.

Warum erfolgt also häufig keine Heilung des Depressiven?

Die Antwort ist gemäß der obigen Ausführungen, denke ich, weitestgehend klar!

Die emotionale und geistige Trauer ist im ganzen oder in Teilen noch vorhanden.

Der Anlass der Trauer ist nicht beseitigt oder kann er nicht beseitigt werden.

Der Trauerprozess gemäß der Phasen der drei oben genannten Modelle ist nicht oder nur zum Teil erfolgt. Der Depressive steckt weiterhin in der Phase zwei oder eins der Traummodelle.

Die gedankliche, gefühlsmäßige und körperliche Trauer sowie der Schmerz befeuern sich gegenseitig.

Die Trauerprozesse von Wikipedia, Kast und Spiegel

Es gibt mehrere Phasenmodelle hinsichtlich der Überwindung der Trauer.

Phasenmodelle (Wikipedia)

1. Schock
2. Depression
3. Heilen der Wunden

Trauerprozess in vier Phasen nach Kast (Wikipedia)

1. Verleugnen des Verlusts (Nicht wahrhaben wollen)
2. Aufbrechende Emotionen (Trauer, Wut, Freude, Zorn, Angstgefühle und Ruhelosigkeit können einhergehen mit Schlafstörung. Schuldige werden gesucht.
3. Bewusst werden der Trauer, durch suchen, finden und sich trennen. In dieser Phase kommt es häufig zu Wutausbrüchen.
4. Neuer Selbst-und Weltbezug (Der Verlust wird akzeptiert)

Trauerprozess nach Yorick Spiegel (Wikipedia)

1. Schock (Diese Phase dauert nur einige Stunden oder Tage)
2. Kontrollieren der Emotionen (Durch Selbstkontrolle der Gefühle und Hilfe von außen. Die Phase ist durch Passivität, Leere und Kommunikationsstörungen gekennzeichnet).
3. Rückzug vom normalen Leben bzw. Regression und Auseinandersetzung mit der Trauer
4. Anpassung

Freude

Freude und seine Formen

Es handelt sich um den Dienstag, den 3.2.2015 in einem Café in München. Die Google Suche ergab keinen Eintrag unter dem Stichwort Freude! Stattdessen kamen solche Einträge wie Freudenhaus! Kein Eintrag bei Google unter dem Stichwort Freude!?

Ich gab nicht auf und sagte mir, es muss doch einen Eintrag bei Wikipedia geben. Keine Freude bei Google aber Wikipedia, tatsächlich, eine Definition, Freude ist abgeleitet aus dem Begriff froh. Freude bedeutet so etwas wie:, eine helle oder heitere Stimmung, ein Frohgefühl, bei der Freude fühlt man sich wohl, es sind alle seelischen Bedürfnisse erfüllt. (Wikipedia) und die Skala geht von Lächeln bis zum Freudenschrei. Aber es gibt noch die Schadenfreude. Epikur verbindet die Freude mit Lust. Konfuzius sieht die Freude in Verbindung mit dem Satz, „der Weg ist das Ziel".Der Buddhismus verbindet Freude mit der rechten Lebensweise, Ausgeglichenheit und Selbsterkenntnis und kennt weiterhin die Mitfreude. In diesem Zusammenhang wird auch noch das Mitleid von Nietzsche und Schopenhauer als Gegenteil genannt.

Als Gegensatz wird häufig das Leid gesehen. Meiner Meinung nach sind Leid und Lust die Gegensatzpaare. Die weiteren Gegensatzpaare sind Trauer und Freude (vergleiche Spinoza).

Weitere Literatur gibt es bei Wikipedia so gut wie nicht.

Die Philosophie widmet sich dem Begriff der Freude ebenso wie die Psychologie in ihren schriftlichen Erörterung nicht. Mich befriedigte die Auskunft von Wikipedia nicht. Wenn wir einmal annehmen dass das Gegenteil von Freude die Trauer ist, so meine Überlegung, müsste man Freude näher erklären können. Die Trauer ist verbunden mit Verlust. Wenn der Mensch oder das Säugetier etwas verliert, den geliebten andern, ein Stück von sich selbst oder ein Gegenstand, so reagiert er häufig mit Trauer. Ein Verlust erzeugt also die Trauer. Kann man nun daraus ableiten, wann der Mensch oder der Hund mit Freude reagiert? Beim Hund kann man es deutlich beobachten. Der Hund freut sich, wenn er einen bekannten Menschen begegnet. Der Mensch zeigt manchmal ähnliche Verhaltensweisen.

Reagiert der Mensch also auf Verlust mit Trauer, so reagiert der Mensch bei einem Gewinn mit Freude. Es ist erfreulich einen geliebten Menschen wieder zu sehen, zu gewinnen, etwas Neues zu erleben, in einer guten Atmosphäre sich aufzuhalten oder mittels eines Kindes sein Leben fortzuführen. Kinder, Enkel usw. bereiten den Menschen Freude. Jedes Mal wenn ich bei diesem Programm das Wort Freude diktiere, schlägt mir im weiteren das Schreibprogramm, Freudenhaus vor.

Bei meinen häufigen Besuchen auf Bali, wo ich bereits 15 mal war, stellte ich fest, dass viele Balinesen ein vorwiegend freudiges Verhalten aufweisen. An keinem Ort der Erde begegneten mir so viele lachende und sich freuende Menschen.

In fast allen anderen Teilen der Welt insbesondere in der westlichen Welt, sehe ich ernste, traurige, melancholische Gesichter und Körperhaltungen. Die Kabarett- und Comedysendungen sprechen meiner Meinung nach tendenziell die Schadenfreude an.

Bei Sportveranstaltungen begegnet man, wenn der eigene Landsmann gewinnt, der Freude.

Die Handlungen und Gespräche der Menschen der westlichen Welt sind gekennzeichnet von Ernst, Problemen und Problemlösungen. Allerdings habe ich als Unternehmensberater viele Unternehmer kennen gelernt, wo es ratsam war, dass Wort Problem nicht zu benutzen. Ein Unternehmer sagte mir sogar, Probleme gibt es nicht, es gibt nur Lösungen. Ein Lachen war bei diesem Satz auf seinem Gesicht nicht zu sehen.

Die technik- und arbeitsorientierte westliche Gesellschaft ist vielleicht auf dem falschen Weg?Verstehen Sie mich nicht falsch! Ich bin keinesfalls technikfeindlich. Die Technik bringt sicherlich dem Menschen viele Annehmlichkeiten und gerade dem deutschsprachigen Raum einen hohen materiellen Wohlstand. Aber ob sie zur Freude führt, wage ich zu bezweifeln.

Die Technik führt also zu einem Gewinn, einem materiellen Gewinn, Wohlstand. Sie werden es kaum glauben, mein Schreibprogramm bietet mir nach Wohlstand immer wieder das Wort Freude an. Seltsam! Aber die Menschen kommen mir, nicht wie die Balinesen, freudig vor.

Es mag für sie seltsam vorkommen, insbesondere kleine Kinder, Hunde und Balinesen zeigen häufig Freude. Ich erinnere mich an meine Kindheit. An die fünfziger Jahre des 20. Jahrhunderts. Mindestens zwei oder dreimal im Monat feierten meine Eltern mit vier anderen Paaren, Geburtstage und andere Anlässe. Es ging mit Waldmeister Bowle hoch her. In den sechziger Jahren des 20. Jahrhunderts war alles vorbei. Darüber habe ich mich sehr gewundert. Warum war das so? Der schreckliche Krieg war vorbei. Es geht aufwärts. Waschmaschinen, Fernseher, Autos usw. bescherten ein angenehmes Leben. In den sechziger Jahren kam nicht mehr viel hinzu. Arbeit und der Alltag beherrschten das Leben.

Es kann mit den 68 und der Hippie Bewegung bei der Jugend zu einem Aufstand gegen den Muff. Bei den Studenten und ihren Anhängern erfolgte ein letztes Aufbäumen der Freude. Manche von ihnen sehen das wohl anders.

Meine Studien- und Assistentenzeit an der Universität in Hamburg war von Partys, lustigen Zusammenkünften und Reisen mit lustigen Freunden gekennzeichnet. Plötzlich Anfang der achtziger Jahre war das alles vorbei, in der Küche versammelten sich die Gäste, es wurde aber nicht mehr gefeiert, es war auch nicht mehr lustig sondern man führte Problemgespräche über sich und die Welt. Nachdem ich das drei oder viermal erlebt hatte, beendete ich diese merkwürdigen Feiern.

Es kommt mir der Gedanke an Schillers Ode an die Freude bzw. Freude schöner Götterfunken.

Glück

Eudämonismus : Die Gesamtheit des Strebens des Menschen ist auf die Glückseligkeit gerichtet.

Der glückliche und zugleich tugendhafte Mensch kann seine körperlichen, seelischen und geistigen Kräfte ungehindert entfalten und durch allseitige Übung dieser Kräfte sich und andere erfreuen. Damit kann Ruhm und Ansehen verbunden sein.

Leid ist das Erlebnis der Verschlechterung eines als schmerzfrei empfundenen Zustand Das Christentum fast das Leiden als einen Grundwert auf. Ohne dass der Mensch moralisch zerbricht, führt das Leiden zur Erweckung eines höheren Bewusstseins und der Erweiterung der Glückfähigkeit (Vergleiche Schischkoff, Philosophisches Wörterbuch).

Der Buddhismus lehrt unter anderem die Entstehung und Überwindung des Leidens. Leiden entsteht durch den Durst nach dem Leben, insbesondere durch die Gier, den Hass und die Verblendung. Das Akzeptieren der Vergänglichkeit des Lebens ist eine weitere Voraussetzung hinsichtlich der Leidensfreiheit und - reduktion des Menschen. Der Ausdruck der Leidensfreiheit ist die heitere Gelassenheit in Form des kaum merklichen Lächeln des Buddha.

Freude kann als hochgestimmter Gemütszustand aufgefasst werden. Das Gemüt verbindet körperliches Erleben, Gedanken und Gefühle miteinander. Die Freude kann sich körperlich ausdrücken, durch den Inhalt der Sprache und durch das ausgestrahlte Gefühl. Das Gefühl der Freude färbt somit die Gedanken und den körperlichen Ausdruck. Das reine Gefühl der Freude kann sich ohne wesentlichen körperlichen und sprachlichen Ausdruck zeigen. Dabei handelt es sich um einen inneren reinen Gefühlszustand, den man mit heiterer Gelassenheit beschreiben kann.

Handelt es sich um ein äußerlich bedingten freudigen Zustand, so kann zum Beispiel ein Sonnenuntergang, den man alleine oder zu mehreren betrachtet, zu dem reinen Gefühl der Freude führen. Verknüpft sich diese Freude am Sonnenuntergang mit freudigen Gedanken oder Körperlichen ausdrücken, so kommt es zu einer Vermischung der Freude mit anderen körperlichen Teilen des Menschen.

Freude ist in der Regel kommunikationfördernd. Negative Arten der Freude sind zum Beispiel: Diebische Freude, Schadenfreude oder klammheimliche Freude (Vergleiche Schischkoff, Philosophisches Wörterbuch). Wie man an diesem Beispiel sieht, können positive Gefühle hinsichtlich anderer Menschen negativ wirken. Im ersten Moment wird der Schadenfreude empfindende Mensch den Gefühlszustand für sich als positiv wahrnehmen. Im zweiten Schritt könnte ein schales Gefühl eintreten. Weiterhin sind negative Reaktionen anderer Menschen möglich, die ihn für seine Schadenfreude kritisieren oder bestrafen. Die Reaktionen der Kritik oder Bestrafung können dann sein freudiges Gefühl in die Gefühle Schuld, Wut, Angst, Aggression, kalter Abwehr, usw. verwandeln.

Eudämonie aus der griechischen in die deutsche Sprache übersetzt, bedeutet Glück. Die Glücksforschung hat festgestellt, dass Menschen, die eher reinen Gewissens sind (tugendhaft), altruistisch (für andere etwas tun), sich in Gemeinschaften aufhalten, verheiratet und religiös sind, laut ihren eigenen Aussagen, sich glücklicher als andere sehen. Außerdem Anstrengung , Aktivität und Flow (Flow bedeutet Strömung, in Bewegung sein und eine Belohnung erfahren) zu verstärktem Glück führen. Geld und materielle Güter sowie Konsum führen nur unwesentlich oder gar nicht zu Glück.(Der Glücksfaktor, Martin Seligmann).

Die Glücksforschung mißt Glück bezüglich verschiedener Bereiche wie:

Liebe

Beruf

Finanzen

Freizeit

Freunde

Gesundheit

Produktivität

Insgesamt

(Vergleiche: Der Glücksfaktor, Martin Seligmann, Seite 142)

Der Lehrer des Yogi, Yoganand, Sri Yukiswar definierte Glück als Liebe und Freude.

Eudämonie im Deutschen als Glück bezeichnet, kann man wie folgt ableiten: Eu als Vorsilbe bedeutet, wohl, schön oder gut. Das Wort Daemon bedeutet, Mittler zwischen der höheren, unsichtbaren oder unbewussten Welt (Gott) und dem Menschen.

Wir müssen uns jetzt die Frage stellen: Was ist der Mittler oder sind die Mittler zwischen uns und der höheren, unsichtbaren und unbewussten Welt?

Nehmen wir an, es seien die Gefühle! Nehmen wir außerdem an, es seien die reinen Gefühle, die sich von den gemischten Gefühlen unterscheiden.

Reine Gefühle kann man wie folgt klassifizieren:

Positive   -   negative

Liebe   -   Hass

Freude   -   Trauer

Mut   -   Angst

Wohl sein,
schmerzlos? - Schmerz   ? Gibt es andere Begriffe?

Gelassenheit? - Wut   -   ? Gibt es andere Begriffe?

Lust ?   -   Leid ?

Gemischte Gefühle zum Unterschied zu reinen Gefühlen sind mit körperlichen Empfindungen, gedanklichen oder andern Gefühlen gemischt. Zum Beispiel Ärger, Zwang, Vergnügen usw..

Hätten wir bewussten und gedanklichen Zugang zu den reinen Gefühlen, die häufig unbewusst sind

17

und könnten wir sie klar innerlich voneinander abgrenzen, so könnten Sie uns als Steuermann durch die Welt und unser Verhalten leiten. Die höhere Welt könnte uns durch ihre Mittler, die Gefühle anzeigen, was richtig oder falsch ist. Da wir diese Mittler bzw. diese Gefühlswelt häufig nicht gedanklich erfassen können, sind wir nicht in der Lage sie zu erkennen und zu nutzen. Häufig sind wir dieser Gefühlswelt ausgesetzt und wir werden von ihr individuell oder gesellschaftlich beherrscht. Wir können diese Gefühlswelt nur begrenzt sehen, hören, fühlen, wahrnehmen bzw. gedanklich erfassen.

Die unbewussten Gefühle treiben uns persönlich, in Gruppen und gesellschaftlich durch die Welt. Wir vertrauen unserem logischen Bewusstsein und der höheren Macht, die uns schon richtig leiten wird.

Freude, die Liebe, die Angst, die Trauer, der Mut, der Zwang usw. treiben uns an und durch die Welt. Arbeit, Leistung, Erfolg, Wachstum, Geld, technische Besessenheit, Schutz der Umwelt, Bedrohung der Lebensarten, Fortpflanzung, Belohnung usw. bilden die gedanklichen Antriebe.

Moral, Ethik und Tugend sind die Korrektive für unser egoistisches Handeln.

Angst, Schmerz oder andauernde Trauer (Depression) u.a. sind Anzeichen bzw. Warnungen der höheren Gefühlswelt, die anzeigen, dass wir etwas falsch machen. Diese Anzeichen sind häufig unserem Bewusstsein nicht zugänglich.

Die Logik dient der Feindsteuerung! Wir versuchen mit einem Instrument, das für detaillierte Betrachtungen geeignet ist, unser Leben zu steuern. Die Logik in der bisherigen Form, ist nur geeignet, enge Bereiche zum Teil, modellhaft zu erfassen.

Glück vom griechischen Wort Eudämonie abgeleitet, bedeutet: Einen guten Zugang zu dem Steuerungsinstrument Gefühl und seinen zwölf reinen Ausprägungen zu haben.

Das Gefühl(Thymus im griechischen genannt) spürt den Gefühlen insbesondere den eigenen aber auch den von außen kommenden Gefühlszuständen nach. Das Bewusstsein muss eine außerordentliche Leistung vollziehen:

Erstens, befindet sich mein Zustand im Ruhe oder ich bin von Emotionen bewegt?

Zweitens, in welchen Gefühlszustand befinde ich mich, welche Emotionen bewegen mich insbesondere, Angst, Freude, Wut, Mut, Trauer, Schmerz usw. und verhindern die Sichtweise auf andere Gefühle bzw. färben mein Blick des Bewusstseins ein.

Werfe ich einen traurigen oder freudigen Blick auf meine Umwelt. Sehe ich eher traurige oder freudige Aspekte der Umwelt. Ist mein Blick durch Angst, Zwang und Hetze eingetrübt? Ist mein Blick durch Liebe, Hass, Annahme oder Ablehnung, positiv oder negativ eingefärbt?

Drittens, welches Gefühl ist welchem bewussten Gedanken zuzuordnen?

Viertens, das Erlernen der Sprache der Gefühle und ihre Erfahrung.

Sicherlich bedeutet das, große Mühe und ist insbesondere zeitaufwändig.

Freude und Trauer in der Literatur

Die klassische, deutsche Literatur greift mit Goethe einerseits den wohlhabenden um seine Seele Ringenden auf, andererseits mit Schiller den eher ärmlichen, der auf Kosten seiner Seele mit der materielle Existenz ringt. Verschont von der seelischen, individuellen Deformation bzw. mangelnden Entfaltung sind beide nicht.

Der Amerikaner Edgar Allen Po (1809-1849) und der Deutsche ETH Hoffmann, beide eher, wie Schiller in ärmlichen Verhältnissen lebend, beschreiben die Not der seelischen Existenz. Po beschreibt im Niedergang des Hauses Usher, die finster, niedergeschlagene und pessimistische Seite der Seele, die bei der französischen Avantgarde um 1928 mit einem Stummfilm zum Kult wurde.

ETH Hoffmann löst das seelisch, individuelle Problem zwischen materielle Existenz und seelisch, Trieb, im Märchen vom Goldenen Topf 1814, veröffentlicht zwischen der Veröffentlichung Grimms Märchen Bd. 1 (1813) und Bd. 2 (1814) während der Hochromantik, nicht. Das Ergebnis zwischen den seelischen Nöten der materiellen Existenz und der seelischen Entfaltung ist, dass der Protagonist eine monotone, bibliothekarische Tätigkeit vollzieht und im Sinne einer psychotischen Vorstellung in der schillernden, bunten, erotischen und ästhetischen Scheinwelt lebt.

Die bunte, erotische Welt seiner Fantasie in Form des Goldenen Topfes versus seiner monotonen Arbeitswelt, im Hintergrund, die Unmöglichkeit des Erreichens einer gesellschaftlich angesehenen und materiell abgesichert, bürgerlichen Existenz mit einer gutbürgerlichen Ehefrau. Das Ganze mit einem Schuss Magie unterlegt.
Sie meinen 200 Jahre später auf das Jahr genau 2015 sei dies anders? Das Individuum, die Gesellschaft hätte sich weiter entwickelt. Materiell gewiss. Gesundheitlich ebenso. Die Lebenserwartung steigt. In den letzten sechs Jahren, von 2006 auf 2012 um durchschnittlich zwei Jahre.

Wie ist es um das seelische Geschehen bestimmt?

Die Seele hat sich mit der Monotonie abgefunden. Sie lebt in den besten aller Welten. 45 Jahre monotoner (?) Arbeit und Rentenbeitragszahlung garantieren einen materiellen ruhigen Lebensabend. Der Deutsche bezeichnet sich laut Umfragen als glücklich! Oder nur zufrieden? Was ist mit seiner Seele oder seinem Seelenleben? Stellt er die Seele infrage, betrachtet er sie, oder stellte er die Schutzbehauptung auf: „Die Seele existiert nicht"?

Vor ca. 2500 Jahren wurde das individuell seelische in der hellenistischen Welt entdeckt (Sokrates, Platon, Aristoteles, Sophokles u.a.). Ca. 2000 Jahre bis 1500 nach Christi hatte das Individuelle keine Bedeutung.

 Um 1500 erlebte das individuelle mit der Renaissance seine hellenistische Wiedergeburt. Kleine Teile der Gesellschaft, immer wieder durch Rückschläge betroffen, entwickelte ein individuelles, seelisches Dasein, nur zeitweise unter dem Druck großer kollektive Katastrophen.

Erst ab Mitte des 20. Jahrhunderts entwickelte ein großer Teil der westlichen Gesellschaften ein individuelles und seelisches Erleben.

Warum der Mensch nicht zur Freude finden kann (Nietzsche und Schopenhauer)!

Nietzsche hat sich wie die meisten Philosophen nicht mit den Gefühlen beschäftigt sondern mit dem logischen Bewusstsein, das von Gedanken geprägt ist. Nietzsche sieht die Werte, ein Konstrukt der Gedanken als Hauptübel des unterdrückten, unfreien Menschen an.

Als Kamel bezeichnete Nietzsche den Herdenmenschen, der gefangen in seinen Werten, die Last der Existenz trägt. Der Mensch als Löwe symbolisiert, überwindet den Drachen der Werte. Und es führt den Menschen zu seinem inneren Kind, das spielt. Das spielende Kind ist für Nietzsche das Ziel für den von seinen Werten befreiten Menschen.

Schopenhauer als Pessimist erklärt, dass es unmöglich sei im Kollektiv seine Individualität zu leben. Nur mittels Musik und Mitleid, so Schopenhauer, kann der Mensch in der unsinnigen Gesellschaft, sein nicht zu lösendes Leid, lindern.

Wut

Das Gefühl der Wut und seine Ausprägungen

Ähnlich wie Trauer, Freude und Angst, ist das Wort Wut unter Google nicht zu finden. Es werden solche Worte wie Wutbürger genannt. Unter Wikipedia für die Wut nicht sehr ausführlich behandelt.

Aus dem Altdeutschen könnte man die Wut mit dem Gott Wotan zusammenbringen. Wuotan - der Wütende.

Die Wut ist verbunden mit den Gefühlen, Aggressionen, Ärger, Zorn, Brass und Rage (Furore, was soviel aus dem italienischen übersetzt bedeutet, wie rasender Beifall oder großes Aufsehen erregen).

Wut nimmt man persönliche, während Zorn sich über etwas entwickelt.

Während Ärger oder Zorn eher gedanklich verbundene Gefühle sind, sind Wut, Brass und Rage (Furore) tendenziell reine Emotionen, die nicht oder nur wenig mit den Gedanken verbunden sind.

In diesem Zusammenhang weise ich noch einmal darauf hin, dass die reinen Emotionen nicht oder nur wenig mit den Gedanken und dem Körper verbunden sind. Sowie Emotionen, die sich in den Gedanken oder und dem Körper repräsentieren, reine Emotionen sind.

Die **gedankliche Wut** wird als Zorn bezeichnet und sicherlich ist der Ärger ebenso gedanklicher, emotionaler Natur.

Die **körperliche Wut,** wie die körperliche Liebe, lässt sich sicherlich am besten charakterisieren durch, sie war rot vor Wut oder er war bleich vor Wut oder die kalte Wut. Ein rotes oder bleiches Gesicht kann ein Zeichen für Wut sein. Ein bleiches Gesicht kann aber auch mit dem Gefühl der Angst verbunden sein. Ein rotes Gesicht zeigt auch Scham oder Aufregung an. Die starken Gefühlsregungen der Wut wirken sich körperlich auf das Kreislaufsystem aus. Das Blut schießt aufgrund der Erregung in das Gesicht oder bei bleichem Gesicht, entweicht das Blut aus dem Gesicht. Eine Art Starre oder Schock lässt das Blut nicht mehr fließen.

Die körperliche Wut äußert sich häufig durch brüllen, geballte Fäuste, starke körperliche Bewegungen, schlagen und treten.

Bleibt die Wut durch Kontrolle bewusst oder unbewusst versteckt, so ist sie, nur durch eine leicht angedeutete wütende Mimik oder Körperhaltung, äußerlich wahrnehmbar oder so gut versteckt, dass die unterdrückte Wut nicht zu sehen ist. Gelingt es dem Menschen, sei es bewusst oder unbewusst, die Wut so zu unterdrücken, dass keine körperliche Reaktion sichtbar ist oder innerlich auf den Körper übergreift, so handelt es sich um die **reine Wut**.

Gelassenheit

In der Übersicht der zwölf reinen Gefühle ist als Gegensatz der Wut, die Gelassenheit definiert. Gelassenheit wird im griechischen als Ataraxie, was direkt übersetzt, nicht Unruhe also Ruhe bedeutet.

Die Ruhe des Gefühls ist sein Grundzustand, demzufolge keine Gefühlsregung und damit keine Emotion aus der Ruhe heraustritt. Der Ruhezustand kann sicherlich gefühlt werden, ist dennoch keine Emotion im Sinne des Heraustretens. Nach langen Überlegungen und Diskussionen bin ich zur Überzeugung gelangt, dass die Gelassenheit nicht nur Ruhe bedeutet, sondern das sein lassen, beinhaltet.

Wenn sich etwas nicht bewegt (in Ruhe ist), sich dennoch bewegt, so scheint das im ersten Moment ein Gegensatz zu sein.

Wenn das Heraustreten aus der Ruhe nicht in eine emotionale Form, ein reines Gefühl, wie Wut, Angst, Freude, Liebe, Trauer usw. gegossen wird, sondern frei durch die Gefühle schwingt also das Gefühl gelassen wird, bezüglich seiner Schwingungen, dann handelt es sich um eine Form von Gelassenheit.

Einerseits lässt sich die Gelassenheit mit dem Satz, dem kaum merklichen Lächeln des Buddha bezeichnen, andererseits ist das Schwingen des Gefühls durch Ausgelassenheit, fröhlich, lustig, beschwingt, die Stimmung schlägt hoch und mit schöpferisch bzw. kreativ zu bezeichnen.

Der Gegensatz von Wut ist sicherlich etwas fahren lassen. Sich nicht so betreffen zu lassen sondern munter darüber hinweggehen. Einen Wütenden wird dies häufig noch wütender machen.

Möglicherweise ihn irritieren.

Bei Kindern, die den Gefühlen in der Regel näher sind als die Erwachsenen, ist das gut zu beobachten. Von einer Wut wechselt das Kind sehr schnell in eine fröhliche, heitere oder begeisterte Stimmung. Die Wut ist blitzschnell vergessen. Das Kind ist wieder ausgelassen. Ein umgekehrtes Verhalten von der Heiterkeit in die Wut ist ebenso möglich.

Zusammenfassend ist das Gegenteil der Wut, die beschwingte, heitere und harmonische Gelassenheit.

Wenn sich dieser Zustand der beschwingten, heiteren und harmonischen Gelassenheit als Charaktereigenschaft stabilisiert, ist das als Gemütszustand zu bezeichnen. In der Kategorisierung von Kretzschma heißt das sanguinisch. Das Gegenteil ist die cholerische, wütende Charakterstruktur oder Gemütsverfassung.

In diesem Zusammenhang gibt es weiterhin, die traurige, melancholische und tendenziell depressive, phlegmatische Charakterstruktur.

Phlegmatisch kann als gebremstes, cholerisch als aufbrausendes und sanguinisch, als heiter beschwingtes Gemüt angesehen werden.

Bevor die Formen der Gelassenheit behandelt werden, sind die Arten der gedanklichen, körperlichen und reinen emotionalen bzw. seelischen Gelassenheit zu erläutern.

Das Gefühl der gedanklichen Gelassenheit:

Nicht fanatische religiöse Überzeugungen, humanistische Wertvorstellungen, eine integere Persönlichkeit, demokratische Überzeugungen sind Ausprägungen einer positiven gedanklichen Gelassenheit.

Das Gefühl der reinen emotionalen bzw. seelischen Gelassenheit:

Das Gefühl der reinen emotionalen bzw. seelischen Gelassenheit lässt sich am besten durch das Bild, des kaum merklichen Lächelns des Buddha, ausdrücken. Gleichmütig schaut der Buddha, der Meditative, auf die inneren und äußeren Schwingungen der Gefühle, die in ihm erzeugt werden oder von außen den Buddha treffen. Der Meditative lässt sich von den innerlichen und äußerlichen Schwingungen der Gefühle nicht aus der Ruhe bringen. Gelassen schaut er den Emotionen und Gefühlen zu.

Hinsichtlich dieser Ausführungen stellt sich eine zentrale Frage?Besteht die Erleuchtung eines Buddha darin, alle Gefühle, wie Liebe, Freude, Mut, Gelassenheit, Wohlsein, Lust und Hass, Trauer, Angst, Wut, Schmerz, Leid bei sich und anderen zu erkennen? Und mit Ruhe und Gelassenheit darauf zu reagieren?

Oder ist es dem Gelassenen auch möglich, sich von diesen

inneren und äußeren Gefühlen, bewegen zu lassen, sie auszudrücken und nicht nur sie zu erkennen sondern sie auch zuzulassen?

Wie ein Pendel kann der Gelassene sich diesen Gefühlen aussetzen. Wichtig ist, dass er sein Ruhezustand nach diesen Schwingungen wieder erreichen kann.

Formen der Gelassenheit

Die Gelassenheit kann sich bei Erwachsenen in verschiedenen Formen äußern.

Die heitere beschwingte Gelassenheit

Die bewölkte und verdunkelte Gelassenheit (In der Musik: Moll)

Die ernste Persönlichkeit mit unbewusst versteckten Gefühlen (Äußerlich gelassene Persönlichkeit)

Die gelassene Charakterstruktur mit bewusst kontrollierten und versteckten Gefühlen (Diplomatisches Verhalten, Coolness). Die gespielte äußerlich gelassene Persönlichkeit.

Persona aus dem lateinischen übersetzt, bedeutet Maske. Die beiden letzten oben genannten Formen sind als maskierte Gemützustände der Gelassenheit aufzufassen.

Es wird etwas kompliziert. Die vier Formen der Gelassenheit können alle in maskierter Form auftreten. Es gibt allerdings einen Unterschied.

Der beschwingte und bewölkte Gelassene lässt Gefühle zu. Der Mensch arbeitet mit diesem Gefühlen und zeigt diese nach außen. Dieser Prozess benötigt Energie. Das ist das Repertoire der Schauspieler.

Die bewusst oder unbewusst versteckte Gelassenheit benötigt zwar auch Energie für seine Unterdrückung. Sie ist weniger energieintensiv.

Anm.: Die Maskierung des Gemüts, der in der Öffentlichkeit stehenden Personen und der Schauspieler, ist eine Ursache für den verstärkten Drogenkonsum dieser Gesellschaftsgruppen.

Die ständig verfälschten Gefühlszustände und Maskierung des Gemüts treiben den Menschen aus seiner Mitte, überfordern ihn und sind mit einem hohen Energieverbrauch verbunden. Um die Mitte wiederzufinden, sich wieder schnell aufzuladen und die Maskierung aufrecht zu erhalten, werden Drogen eingenommen.

Mut

Das gegensätzliche Gefühl zur Angst, ist der Mut.

Gedanklicher Mut: Heldenmut. Todesmut. Lebensmut. Unmut. Zivilcourage. Diese Begriffe bezeichnen, die durch die Gedanken geprägten mutigen Werte, Überzeugungen und Einstellungen.

Dieser Mut hat eine stark geistige Komponente. Der Mut kann genutzt werden, um humanistische Werte, die Demokratie und Menschlichkeit gedanklich zu vertreten und zu verteidigen. Ebenso führte dieser Mut zu der Verteidigung der religiösen Überzeugungen.

Die Schattenseite dieses Mutes ist der ideologische und religiöser Fanatismus. Es ist ebenso möglich, das die Angst den ideologischen oder religiösen Fanatismus auslöst.

Körperlicher Mut: Der körperliche Mut äußert sich hinsichtlich sportlicher Wettkämpfe oder der Bewältigung von körperlicher Extremsituationen, wie Bergsteigen usw.

Reiner emotionaler bzw. seelischer Mut: Der seelische Mut ist sehr schwer zu erfassen. Am besten ist der reine seelische Mut als Gegenspieler der irrationalen Angst zu erkennen. Viele Menschen haben im Dunkeln, in ungewohnten Situationen, im Urwald, im Wald, im dunklen Wald, im dunklen Keller oder bei der Begegnung von vermeintlich gefährlichen Tieren, Angst.

Die Überwindung dieser Angst kann durch gedankliche Prozesse, die Mut machen überwunden werden. In der Regel gelingt dies aber nur im geringen Maße. Am besten kennzeichnet, glaube ich, das Wort, Urvertrauen, den emotionalen bzw. seelischen Mut. Das Einschalten des Kompasses Angst hat trotz des Urvertrauens einen hohen Wert., um möglichen Gefahren zu begegnen.

Angst in der Philosophie

Das Gefühl der Angst wird in allen Gesellschaften tabuisiert. Dennoch bestimmt das Gefühl der Angst von allen Gefühlen am meisten die Gedanken und Handlungen der Menschen. Das Bewusstsein des Menschen ist hauptsächlich auf äußere und sachliche Gegenstandsbereiche ausgerichtet und mit diesen befasst. Die inneren Abläufe zwischen Gedanken und Gefühlen oder Gefühlsbewegung werden von der überwiegenden Anzahl der Menschen nicht registriert. Wenn da Bewusstsein sich mit den Gefühlen beschäftigt, dann häufig mit den Gefühlen der anderen. Die eigenen Gefühle wirken im Unter-oder Unbewussten.

Kierkegaard als Großvater des Existenzialismus hat sich als erster Philosoph tiefgreifender mit der Angst beschäftigt. Er hat sogar vor seinem Tod davon geträumt. Kierkegaard hat im Traum, das Fallen seines Sarges vom Leichenwagen gesehen. Das ist tatsächlich geschehen.

Selbst Spinoza hat in seinen Werken die Angst nicht erwähnt. Hass und Liebe, Freude und Trauer thematisierte Spinoza als Gegensatzpaare des Gefühlslebens.

Heidegger hat die Aufgabe zur Erforschung der Erkenntnis mit dem Satz, schlagt eine Lichtung in den Wald des Bewusstseins, formuliert. Aurobindung spricht in diesem Zusammenhang vom Supramentalen.

Angst als Erkrankung (Phobien) in der Psychiatrie und Psychologie

Der Leiter der Psychiatrie von Erlangen unterteilt die klinischen Angstzustände, auch Phobien genannt in Klassen wie:

Tierphobien (Angst vor zum Beispiel Spinnen, Mäusen, Schlangen usw.)

Situationsphobien (Angst vor großen Menschenmengen, Angst im Tunnel usw.)

Sozial Phobien (Angst vor Menschen usw.)

Klinische Erkrankungen dieser Art gibt es in mehr als 20 Formen.

In Deutschland erkranken 11 Millionen Menschen einmal im Leben an einer Phobie.

Phobus ist der griechische Gott der Angst und die Griechen malten sein Konterfei auf ihre Schilde um dem Gegner Angst ein zu jagen.

Angst in der zweiten Hälfte des 19. Jahrhunderts und ihre heutige Bedeutung

Nietzsche hat sich wie die meisten Philosophen nicht mit den Gefühlen beschäftigt sondern mit dem logischen Bewusstsein, das von Gedanken geprägt ist. Nietzsche sieht die Werte, ein Konstrukt der Gedanken als Hauptübel des unterdrückten, unfreien Menschen an.

Als Kamel bezeichnete Nietzsche den Herdenmenschen, der gefangen in seinen Werten, die Last der Existenz trägt. Der Mensch als Löwe symbolisiert, überwindet den Drachen der Werte. Und es führt den Menschen zu seinem inneren Kind, das spielt. Das spielende Kind ist für Nietzsche das Ziel für den von seinen Werten befreiten Menschen.

Schopenhauer als Pessimist erklärt, dass es unmöglich sei im Kollektiv seine Individualität zu leben. Nur mittels Musik und Mitleid, so Schopenhauer, kann der Mensch in der unsinnigen Gesellschaft, sein nicht zu lösendes Leid, lindern.

Ängste und Zwänge begleiteten den Menschen schon immer. Gegen die Ängste und Zwänge helfen die Gefühle der Hoffnung und des Mutes. Liebe, Freude und Glück helfen dem Menschen, das durch die Ängste und Zwänge erzeugte Leid zu ertragen. Liebe und Freude halten zeitlich aber nicht lange an, sind also temporär.

Da der Mensch häufig keinen unmittelbaren Zugang zu seinen Gefühlen mittels seines Bewusstseins hat, schuf er die Werte. Das logische Bewusstsein, den Gefühlen ausgesetzt konstruierte die Werte, deren wesentlicher Repräsentanten, die Götter und Religionen sind.Die Religionen und Götter geben die Menschen Hoffnung und Mut.

Die sachlichen Gegebenheiten habe ich auf der ersten Seite beschrieben. Was aber lösen wirtschaftliche Ungleichgewichte, die Klimaveränderung und existierende und drohende Kriege bei den Menschen aus?

Angst!!! Existenzangst! Und im folgenden Zwänge und Leid sowie Unruhe oder Depression und Melancholie. Das Räderwerk und die Eingeschlossenen von Altona von Sartre

Gehen wir in die Gesellschaften, die in der zweiten Hälfte des 19. Jahrhunderts lebten, zurück. Sie werden sagen, lange vorbei! Wer weiß? Ab und zu kann man aus der Geschichte lernen

Shakespeare, Goethe, Schiller, Voltaire und Rousseau waren lange vorbei. Der Realismus mit Keller, Rabe, Fontane usw. beschrieb die merkwürdige und behagliche Welt des Bürgertums und

des Adels. Ab 1890 trat der Naturalismus mit Zola und Hauptmann kurzzeitig auf den Plan. Sie beschrieben in ihren Romanen und Stücken die dahinarbenden Arbeiter, die über 70 % der Bevölkerung ausmachten.

Wagner löste mit seinen dunklen und tragischen Opern die komödieale italienische Opernwelt insbesondere Verdis ab.

Nietzsche und Schopenhauer holten zum philosophischen Tiefschlag aus.

Kafka, Dostojewski, Edgar Allen Po usw. tauchten ein in die dunkle und rätselhafte Seele des Menschen.

Die Neurastenie, der Vorläufer der Psychologie von Freud usw., ein seelisches zerrüttet sein, ergriff viele Teile des Adels, des Bürgertums und schließlich auch der Arbeiterschaft.

Teile der Gesellschaften des zu Ende gehenden 19. Jahrhunderts erahnten die Katastrophen in der ersten Hälfte des 20. Jahrhunderts. Es wurde gerüstet und heftig kolonialisiert. Die Kluft zwischen Arm und Reich wurde immer größer. Ängste beherrschen die Welt. Das Bevölkerungswachstum in Europa verschärfte die Situation. Zwischen 1820 und 1850 wuchs die deutsche Bevölkerung von 20 auf 50 Millionen. 1914 waren es 80 Million. Dann folgten Kriege und wirtschaftliche Depressionen.

Der Marxismus und Faschismus entstand, teilte die Welt und führte zu etlichen weiteren Kriegen, wie Vietnam und Korea, zu Diktaturen wie Argentinien, Chile, Griechenland, arabischen Staaten usw. und einem Menschen verachtenden Wettrüsten zwischen Ost und West. 1983 entging die Welt mehrfach knapp einem atomaren Inferno. Zwischendurch wurden von Stalin und seinen Schergen zwischen 27 Millionen und 50 Millionen Menschen ermordet. Der Zweite Weltkrieg kostete 20 Million Russen und insgesamt 50 Millionen Menschen das Leben.

Am Vorabend des Dritten Reiches, 1933 gab Erich Fromm am Institut von Max Horkheimer seine Studien zur seelischen Situation der faschistischen Arbeiterschaft Deutschlands heraus. Doch mit der gesellschaftlichen Psyche befasst sich bis heute so gut wie kein Mensch.Ebenso ist das Bevölkerungswachstum, außer im Buch, wir sind 10 Milliarden, eine Randnotiz.

Stattdessen wird gerüstet, sich weiter munter vermehrt und die Opfer, Verfolger und Retterindustrie blüht.

Was ist Angst?

Die Angst ist in der Philosophie wenig angesprochen worden. Selbst Spinoza erwähnt sie nicht, obwohl er die Gegensatzpaare Liebe und Hass und Freude und Trauer anspricht. Kierkegaard, den einige auch als Großvater des Existenzialismus bezeichnet hat als erster Philosoph die Angst in den Vordergrund seiner Betrachtung stellt.

Ängste haben die Menschen und die Lebewesen seit Anbeginn begleitet. Die durch Angst ausgelöste Flucht oder die durch Angst ausgelöste Aggression ist bei vielen Tieren und den Menschen zu finden und sind häufig instinktiv, intuitiv bzw. unbewusst angelegt. Angst wird gerne verdrängt. Es ist etwas bedrohliches. Lieber beschäftigt man sich gedanklich nicht damit. Das ist wohl auch der Grund warum in der Philosophie aber auch in der Literatur das Wort Angst so gut wie gar nicht gebraucht wird. Obwohl gerade in der Literatur und in den heutigen Medien viele Angst auslösende Themen, die Inhalte bestimmen.

Das Wort Angst hat eine interessante Etymologie. Es stammt aus dem indogermanischen vom Wort anghu ab, welches beengend bedeutet. Angust (altdeutsch Angst) und angustus, Lateinisch bedeutet Beengung oder Bedrängnis. Interessant ist auch das im griechischen die Angst als Anchos und im lateinischen als Anxietas bezeichnet wird. Im englischen wird daraus Anxiety obwohl das Wort Fear (Furcht) eher benutzt wird. Im alltäglichen Sprachgebrauch der Angelsachsen wird am häufigsten das Wort to scare oder scaring benutzt. Dieses Wort bedeutet in der deutschen Übersetzung erschreckt sein. Also als Substantiv der Schrecken. Die große Überraschung ist, dass die Angelsachsen das Wort Anxietas besitzen, das unmittelbar aus dem griechischen bzw. lateinischen abgeleitet ist. Stattdessen wird aber aus dem deutschen die German Angst übernommen. Die German Angst wird im englischen im Sinne der Existenzangst benutzt. Die zeitlich stabile Charaktereigenschaft als Eigenschaft der Persönlichkeit im Gegensatz zu kurzfristig auftretenden Ängsten wird als State-Angst und Trait-Angst bei den Angelsachsen verwendet. Es wird deutlich mit welchem Unbehagen die Kulturen, hier insbesondere die Angelsachsen mit der Bewusstwerdung der Angst umgehen.

Es seien in diesem Zusammenhang auch die buddhistischen und hinduistischen Kulturräume genannt. Hier werden insbesondere die positiven Gefühle wie Liebe und Freude in den Vordergrund gestellt. Die negativen Gefühle werden unterdrückt, nicht öffentlich gezeigt und kaschiert.

Gleiches geschieht im Christentum mit dem Neuen Testament, in dem Liebe und Freude im Vordergrund stehen aber der Hass auf die Feinde aus dem Alten Testament , wird als schlecht gebrandmarkt. Der Rache des Gottes des Alten Testamentes und die Angst vor ihm wird ersetzt durch die Liebe Jesu. Die negativen Gefühle schon durch die griechische Philosophie, die die Tugend und das gute in den Vordergrund stellen, werden als moralisch und ethisch verwerflich aus dem Bewusstsein gelöscht. In den Vordergrund treten die positiven Gefühle, wie die Liebe, Freude, Mut, Gelassenheit, Wohlsein und Lust. Die negativen Gegensatzpaare werden aus dem Bewusstsein gelöscht. Hass, Trauer, Angst, Wut, Schmerz und Leid sollen das Bewusstsein und die Gedanken nicht stören. Das Leid nimmt bei den Christen eine besondere Funktion ein. Christus übernimmt das Leid des gläubigen Christen, zu mindestens lindert er es, weil er auch gelitten hat.

Gefühle positiv oder negativ werden als störend für die Bewältigung der Existenz angesehen und aus dem Bewusstsein verdrängt. Die negativen Gefühle werden aufgrund der gedanklichen Bewertung noch wesentlich weiter aus dem Bewusstsein verdrängt als die positiven Gefühle. Sie führen somit ein Schattendasein im Bewusstsein. Die negative Gefühle bilden somit den unbewussten Schatten, den jeder Mensch in sich trägt. Seine Existenz, sein Sein und das Verhalten werden durch diesen Schatten nachhaltig geprägt. Der Mensch ist melancholisch, traurig, depressiv, ängstlich, zwanghaft, psychotisch usw.. Diese Eigenschaften können von anderen Menschen von außen beobachtet werden. Der jeweilig mit diesen Gefühlen infizierte Mensch kann seine Zustände nicht erkennen, sie werden ihm also nicht bewusst.

Der Schatten der negativen Gefühle beeinflusst das Handeln des Einzelnen sowie ganzer Kollektive, einerseits situationsbedingt, andererseits als tradiertes Handeln welches der Situation überhaupt nicht mehr entspricht.

Das Alte Testament, die Dramen des Sophokles, Shakespeare, Kafka, Dostojewski, Edgar Allen Po usw. beschäftigen sich mit dem Schatten, den negativen Gefühlen des Menschen. Unsere heutigen Medien sind überfüllt von ängstlichen Themen, Verbrechen und Kriminalstücken. Sie alle bedienen das Gefühl der Angst. Die Angst wird genährt. Der Zustand der Angst muss erhalten bleiben. Wir alle setzen uns völlig unbewusst diesen Themen aus. Das von Angst getriebene Individuum, was sich in ein Angstkollektiv verwandelt. Das von Angst dominierte Handeln wird kaschiert in dem es als Wirtschafts- und Existenz notwendig gefordert wird.

Die Gefühle bzw. Emotionen haben eine Eigenschaft, die uns im naturwissenschaftlichen Bereich und im Alltag selten begegnet. Das erschwert auch die Erkenntnis hinsichtlich dieser Gefühle und Emotionen. Die charakterlich geprägten und stabilen Gefühle und Emotionen verbinden sich untereinander, mit den Gedanken, den Körper, den kurzfristigen Gefühlen und Emotionen der Umgebung sowie der Situation. Eine Gemengelage durch das das Bewusstsein, vor allen Dingen das unruhige Bewusstsein und das durch die Schatten der negativen Gefühle beeinflusste, kaum hindurch sehen kann. Vor allem es gibt wichtigere Dinge zu tun. Die Existenzsicherung, die Arbeit und der Erfolg. Und somit übernimmt unbewusst der Schatten der negativen Gefühle das Kommando über unser Handeln. Wir können keine Lichtung in den Wald des Bewusstseins schlagen (Heidegger), wir fühlen uns wie eine Straßenkreuzung auf der etwas passiert, wir wissen aber nicht warum (Levi Strauss) oder wir haben ein Ziel, wissen aber nicht warum oder reden es uns schön. Fahren Sie mich irgendwohin ich werde überall gebraucht. Die Gier und die Angst bestimmt unser Handeln. Die Horde setzt sich in Bewegung, das Individuum wird mitgerissen. Das Unwichtige wird zu dem vermeintlich Wichtigen erklärt. Das Gegacker der Interessen weist den Weg. Das Unglücklichsein verbreitet sich und wir wähnen uns vermeintlich glücklich. Die Gesichter und die Körperhaltung weisen in eine andere Richtung. Glückliche Menschen sehen anders aus. Starre, Abwesende, melancholische, deprimierte und ängstliche Minen und Körperhaltung begegnen uns.

Die Gemengelage der Gefühlen und Emotionen ist bei den vielfältigen Beziehungen äußerst mühsam. Betrachtet man die Beziehung der reinen Gefühle untereinander oder auch zu gemischten Gefühlen? Betrachtet man die Gedanken, den Geist und sein Einfluss auf die Gefühle oder umgekehrt. Ein zentraler Satz findet sich bei (Wotruba, existenziall psychologischen meditative Therapie, Petzold, Wege zum Menschen Bd. 1, Seite 527):

„Die von den Geistern oder dem Geist in Besitz genommene Seele." In diesem Zusammenhang ist gemeint, die Gedanken ergreifen Besitz von den Gefühlen. Das kann aber auch umgekehrt der Fall sein. Die Gefühle können die Gedanken Besitz nehmen. Weiterhin kann der Körper Besitz von den Gefühlen und Gedanken nehmen. Über die Botenstoffe kann das geschehen. Diese Besitzergreifung ist kurzfristig aber auch als langfristiger Prozess, in Form von charakterlich prägenden Gefühlen (State- Gefühlen) möglich. Vertiefter Ausführungen erfolgen an anderer Stelle.

Im Weiteren wird die Angst als zentral bestimmendes Gefühl und seine Beziehung betrachtet. Die Angst als langfristig geprägte Persönlichkeitseigenschaft wird unabhängig von ihrer Entstehung in Hinblick auf andere Gefühle betrachtet. Die Angst kann sich mit anderen reinen Gefühle verbinden und Ketten in Hinblick auf die gemischten Gefühle bilden. Die Angst kann sich mit Hass, Trauer, Schmerz aber ebenso mit Liebe verbinden. Zum Beispiel gibt es Menschen, die aus Angst einen anderen Menschen lieben. Angst ihn zu verlieren usw.. Viele Menschen arbeiten oder passen sich aus Angst, insbesondere Existenzangst an. Hier besteht schon eine unmittelbare Verbindung zu den gemischten Gefühlen Zwang, Aggressionen und Gier. Mit Angst können folgende Geistesformationen in Verbindung gebracht werden. Wotruba, Seite 565(Nyanatiloka):

Wotruba   **Die gegensätzlichen Gefühle**
                 (Von Hubertus Ihn)

Gier	-	Bedürfnislosigkeit
Fehlansicht	-	Verschiedene Sichtweisen und deren Gründe
Verblendung	-	Klare Sicht
Hass	-	Liebe
Zweifelsucht	-	Überzeugung von der Richtigkeit der Entscheidungen
Dunkel	-	Helligkeit
Unruhre	-	Ruhe
Starrheit	-	Beweglichkeit
Gewissensbisse	-	Reines Gewissen
Mattheit	-	Energetisch
Schamlosigkeit	-	Schamhaftigkeit

Gewissenlosigkeit - Gewissensüberzeugung
Neid   - Jemanden etwas gönnen und sich mit ihm freuen
Geiz   - Großzügigkeit

Keine Angst vor negativen Gefühlen

(Negative Gefühle als Schatten der positiven Gefühle, die uns durchs Leben treiben und unsere Entscheidungen und unser Wohlbefinden bestimmen). Eine Lichtung in den Wald des Bewusstseins schlagen, Heidegger.

Positive Gefühle haben tendenziell wohlfühlenden Charakter. Negative Gefühle haben eher warnenden Charakter.

Wir sind der Meinung, unser logisches Bewusstsein weist uns den richtigen Weg durch das Leben. Ab und zu insbesondere bei zentralen und schwierigen Entscheidung kommen uns Zweifel ob der Weg, den wir einschlagen wollen, der richtige ist. Wir kommen ins grübeln. Gehen die Alternativen durch, wägen Vor- und Nachteile ab und sind uns unsicher, ob die mit der Logik gewählte Alternative, die optimale ist. Wir operieren mit den Begriffen, das Glas ist halb voll oder halb leer. Mit optimistischen oder pessimistischen Sichtweisen oder meinen eine vermeintlich realistische Entscheidung zu treffen.

Der eine oder andere versucht mit dem Bauch bzw. den Gefühlen der Richtigkeit der Entscheidung nachzuspüren. Folge nur deinem Herz und den Gefühlen! Was liebe ich, wozu habe ich einen Zuneigung, was würde mir Freude bereiten? Womit hatte ich Erfolg? Womit bin ich gescheitert?

Im Alltäglichen arbeiten wir mit den Begriffen, Zu-und Abneigung oder was ist mir sympathisch oder unsympathisch. Diese Prozesse laufen häufig unbewusst und sekundenschnell ab. Selten treten diese Prozesse in das reflexive Bewusstsein ein. Äußere Zeichen, wie Kleidung, Auftreten, Körpersprache, Mimik, Tonlage usw. beeinflussen dabei unsere Bewertungen sympathisch oder unsympathisch bzw. Zuneigung oder Abneigung.

Schon bei diesen an der Oberfläche liegenden, gemischten Gefühlen laufen unbewusste Prozesse ab. Geht man etwas tiefer, kann man mit Levi Strauß sagen:" Ich fühle mich wie eine Straßenkreuzung auf der etwas passiert, ich weiß bloß nicht warum?"

Tieferliegende reine Gefühle, wie Liebe und Hass, Trauer und Freude, Angst oder Wut entziehen sich durch Tabuisierung oder mangelnder Erfahrung unserem Bewusstsein.

Sie repräsentieren sich mittels Träumen oder beim Hellsehen durch Bilder und sind meistens dem Bewusstsein nicht zugänglich.

Wir wollen uns gut, positiv und glücklich fühlen! Trauer, Angst und Wut sind sozial nicht akzeptiert, stören unser Wohlbefinden und werden verdrängt. Sie sagen uns aber, dass etwas falsch läuft. Sie erreichen unser Bewusstsein nicht und wir können diese Gefühle nicht nutzen.

Wir geraten in depressive, manische und zwanghafte Zustände, schlimmstenfalls Psychosen und Neurosen. Unzufriedenheit, Hektik und Zeitnot breiten sich aus. Wir halten das für normal, weil unsere Umgebung es erwartet und sich in der gleichen Weise verhält.(Genormte Gefühle)

Mit Entspannungstechniken, Meditation, Unterhaltung, Konsum usw. versuchen wir wieder unsere Mitte zu erreichen. Trotzdem verbleibt ein schales, ungelebtes und unzufriedenes Gefühl, dass wir versuchen zu überspielen. Wir hoffen, dass es besser wird oder dass es unseren Kindern besser gehen wird. Wir finden uns damit ab, auch deshalb, weil es anderen ebenso geht. Das Leben ist kein Rosengarten und wenn doch, mit Dornen. Ist es aber wirklich so?

Wie bestimmen unsere Wahrnehmungskanäle unsere Gefühle und umgekehrt, wie bestimmen unsere Gefühle unsere Wahrnehmungskanäle?

Welche Ausrichtung haben wir hinsichtlich des visuellen, auditiven und haptischen? Welcher Typ sind wir? Welche Kanäle nutzen wir hauptsächlich? Können wir das nicht riechen? Schmeckte uns etwas nicht? Durch diese Fragen und denen von uns verwendeten Worten können wir näher an unsere tieferen Gefühle herankommen. Dann bewegt sich emotional was.

Die drei Affen: Nichts hören, nichts sehen und nichts fühlen sind das Gegenteil. Der erste Schritt zur Schizophrenie bzw. zur Entfremdung.
Wie bei allen Emotionen bzw. Gefühlen gibt es auch hinsichtlich der Angst drei Arten:

Die reine emotionale oder seelische Angst. Ein von vielen Menschen als unbestimmtes Gefühl bezeichnete emotionale Haltung. Ich habe das Gefühl, ich sollte das nicht tun. Ich habe das Gefühl, ein naher Angehöriger ist gerade gestorben.

Die körperliche Angst. Die körperliche Angst manifestiert sich häufig durch schnelles Schlagen des Herzens. Erhöhtem Blutdruck. Magengrummeln. Magendruck. Schweißausbrüche. Aber auch: kalte Füße, kalte Hände, Frieren am ganzen Körper, Zittern, kalter Schweiß auf der Stirn, starrer Augenausdruck, Mimik oder Körperhaltung oder Fluchtbewegungen.

Gedankliche Ängste. Die Angst vor der Zukunft. Die Angst zu versagen. Die Angst sein Ziel nicht zu erreichen. Die Angst vor Katastrophen. Die Angst vor dem Tod. Die Angst vor Krankheit. Es bewegen sich ständig oder zeitweise Gedanken, die sich mit der Angst beschäftigen. Selbst produzierte Bilder unterstützen den ängstigenden Prozess. Selbst erzeugte Töne können die Angstsituation vervollständigen. Phobien sind häufig gedankliche Ängste, die durch Bilder oder Töne untermauert werden können und ihre Verstärkung in körperlichen Ängsten finden.

Wohlsein

Das Gegenteil des Schmerzes ist das Wohlsein. Die Abwesenheit von Schmerz. Wohlsein kann auch mit dem Wort wohl fühlen bezeichnet werden. Angenehme oder gute Gefühle beseelen den Menschen. Wohlsein bzw. wohl fühlen können mit der Gelassenheit in starker Verbindung stehen. Im Zustand der Gelassenheit sind die Gefühle in Ruhe, der Mensch ist nicht gefühlsmäßig bewegt oder seine Gefühle schwingen, wie der Körper im Wasser oder das Ungeborene im Fruchtwasser. Das Gefühl des Wohlseins beschreibt auch das Geheimnis des heiligen Gral (Parzival von Wolfram von Eschenbach bzw. Epikur): Die Ruhe der Seele, des Gefühls oder der Emotionen und die Freude des Körpers. Hinzufügen ist, die Klarheit und Ruhe der Gedanken bzw. des Geistes.

Eudämonie im Deutschen als Glück bezeichnet, kann man wie folgt ableiten: Eu als Vorsilbe bedeutet, wohl, schön oder gut. Das Wort Dämon bedeutet, Mittler zwischen der höheren, unsichtbaren oder unbewussten Welt (Gott) und dem Menschen.

Wir müssen uns jetzt die Frage stellen: Was ist der Mittler oder sind die Mittler zwischen uns und der höheren, unsichtbaren und unbewussten Welt?

Glück vom griechischen Wort Eudämonie abgeleitet, bedeutet: Einen guten Zugang zu dem Steuerungsinstrument Gefühl und seinen zwölf reinen Ausprägungen zu haben.

Das Gefühl(Thymus im griechischen genannt) spürt den Gefühlen insbesondere den eigenen aber auch den von außen kommenden Gefühlszuständen nach. Das Bewusstsein muss eine außerordentliche Leistung vollziehen:

Erstens, befindet sich mein Zustand im Ruhe oder ich bin von Emotionen bewegt?

Zweitens, in welchen Gefühlszustand befinde ich mich, welche Emotionen bewegen mich insbesondere, Angst, Freude, Wut, Mut, Trauer, Schmerz usw. und verhindern die Sichtweise auf andere Gefühle bzw. färben mein Blick des Bewusstseins ein.

Werfe ich einen traurigen oder freudigen Blick auf meine Umwelt. Sehe ich eher traurige oder freudige Aspekte der Umwelt. Ist mein Blick durch Angst, Zwang und Hetze eingetrübt? Ist mein Blick durch Liebe, Hass, Annahme oder Ablehnung, positiv oder negativ eingefärbt?

Drittens, welches Gefühl ist welchem bewussten Gedanken zuzuordnen?

Viertens, das Erlernen der Sprache der Gefühle und ihre Erfahrung.

Sicherlich bedeutet das, große Mühe und ist insbesondere zeitaufwändig.

Das Erkennen der Gefühle, insbesondere der reinen Gefühle: Liebe, Hass; Freude, Trauer; Wut, Angst; Gelassenheit, Wut; Wohlsein, Schmerz; Lust, Leid bei sich und anderen ist eine Voraussetzung, um zum Wohlsein zu gelangen. Glück aus dem griechischen übersetzt(Eudämonie) bedeutet: Einen guten Zugang zu den Mittleren zwischen Gott (der höheren Welt) und sich selbst zu haben.

Wie bei den anderen Gefühlen gibt es drei Arten des Wohlseins.

Reines emotionales Wohlsein in Form des ruhigen Schwingens der Gefühle.

Gedankliches bzw. geistiges Wohlsein in Form klarer nicht von Gefühlen gefärbter Gedanken, die sich, wie der Himmel über den Menschen erheben.

Körperliches Wohlsein. Die Abwesenheit von Schmerz symbolisiert durch das kaum merkliche Lächeln des Buddha oder die Freude des Körpers (Parsifal, Wolfram von Eschenbach, Epikur).

Schmerz

Wenn wir an Schmerz denken, so fällt uns normalerweise als erstes der körperliche Schmerz ein. Zahnschmerzen, Bauchschmerzen, der Schmerz der Nierenkolik, Gliederschmerzen, der Herzschmerz obwohl dieser auch ein rein emotionaler oder gedanklicher Schmerz sein kann usw..

Der emotionale Schmerz.
Auf den Verlust eines geliebten Menschen, eines Stücks von sich selbst oder eines Gegenstandes reagiert der Mensch häufig mit Schmerz. Der Schmerz verbindet sich in vielen Fällen mit der Trauer.

Der gedankliche Schmerz.
Die Gedanken kreisen um einen Verlust.

Die gemischten Gefühle, Schuld und Zwang sowie ängstliches Verhalten lösen geistige bzw. gedankliche Schmerzen aus.

Traumatische Erlebnisse verfestigen sich im Gehirn und den Gedanken.

Das Leiden und die Trauer verfestigen sich gedanklich und können körperliche Schmerzen auslösen.

Lust

Hedon war der Ansicht, die Lust sei auch auf Kosten anderer zu maximieren (Hedonismus).

Epikur vertrat die Meinung, die Lust sei zu maximieren aber nicht auf Kosten anderer!! Welch ein Fehler, wie Sie gleich

sehen werden.

Jesus wendet sich von der Lust ab und erklärt Leid und Liebe zu den beherrschenden Kräften.

Die Lust, das Gegenteil des Leides, ist das schillernste reinste Gefühl. Wie bei den anderen Gefühlen gibt es die körperliche, gedankliche (geistige) und rein emotionale bzw. gefühlsmäßige Lust. Die Lust ist eine Steigerung des Wohlseins und hat eine starke Verbindung zur Freude, Liebe und Mut. Starke Lust führt häufig zu seinem Gegenpol, dem Leid.

Epikur verbindet die Freude mit Lust. Konfuzius sieht die Freude in Verbindung mit dem Satz, „der Weg ist das Ziel".Der Buddhismus verbindet Freude mit der rechten Lebensweise, Ausgeglichenheit und Selbsterkenntnis und kennt weiterhin die Mitfreude. In diesem Zusammenhang wird auch noch das Mitleid von Nietzsche und Schopenhauer als Gegenteil genannt.

In der heutigen Kommunikationslehre wird das Mitgefühl, Empathie genannt, als entscheidend für die Förderung der Kommunikation angesehen.

Lust kennzeichnet eine verstärkten, möglicherweise zu starken Ausschlag bzw. Erregung der positiven Gefühle. Die verstärkte bzw. zu starke Liebe, Freude oder das verstärkte bzw. zu extreme Wohlsein und der zu starke bzw. ausgeprägte Mut, möglicherweise auch die zu ausgeprägte Gelassenheit empfindet der Mensch als Lust.

Auf die Lust, der verstärkten positiven Gefühle, erfolgt häufig, wie bei Alkohol, wie der Volksmund sagt: „Der Kater!"

Bei sehr starken Ausschlägen der positiven Gefühle, wie der Freude oder der Liebe erfolgt das Leid in Form von verstärkter Trauer oder größerem Hass.

Bei enttäuschter Liebe oder der Trennung von Ehepartnern ist dieser Verlauf der Gefühle häufig zu beobachten.

Manisch depressive Zustände verdeutlichen die oben ausgeführten Zusammenhänge am geeignetste:

Auf die übersteigerte Freude, wie im siebten Himmel, erfolgt die Niedergeschlagenheit bzw. ein trauriger Zustand. Häufig bis zum Endzustand, der Melancholie. Nach einer Weile wiederholt sich dieser Prozess. Der betroffene manisch depressive Mensch kann in diesen Verlauf nicht eingreifen. Er erfährt diese übersteigerte Freund als Lust und ist dann der Trauer als emotionales Leid ausgesetzt. Der außenstehende Therapeut oder Angehörige kann diesen Verlauf beobachten aber bisher, außer mit Medikamenten dem Betroffenen nicht helfen.

Die emotionale Freude ergreift häufig den Körper über die Lachmuskeln, einen erhöhten Blutdruck, strahlende Augen und einer positiven Ausstrahlung über die Haut. Weiterhin ergreift die emotionale Freude, die Gedanken in Form von positiven, witzigen und-so-weiter-Gedanken.

Der übersteigerte Zustand der Freude überstrahlt alle inneren und von außen kommenden Gefühle und nimmt Besitz von dem Körper und dem Geist bzw. den Gedanken.

Die übersteigerte Freude äußert sich in emotionaler Lust.

Daraus können körperliche Lust und gedanklichen Lust folgen.

Dieser Zustand der Lust ist von dem Menschen nicht durchzuhalten. Jetzt tritt das Leid in Form von Depression (Niedergeschlagenheit) , Trauer und Melancholie ein.

Dieses Leid in Form von Niedergeschlagenheit, Trauer und Melancholie verbreitet sich dann häufig im menschlichen Körper und erfassen seine Gedanken (Geist).

Die Folge sind: Heruntergezogene Mundwinkel, traurigen Augen, eine Schwere des Körpers, eine verminderte Reaktionsfähigkeit des Körpers und des Geistes usw.. Negative oder wie der Volksmund sagt: " Schwarze Gedanken „erfassen den Geist.

Exkurs: Mitfreude, Mitleid, Mitgefühl (Empathie)

Wenn man die oben erwähnte buddhistische Mitfreude, das Schopenhauersche und Nietzsches Mitleid sowie das heute in aller Munde geführte Mitgefühl (Empathie) weiterdenkt, müsste es auch:

Die Mitliebe

Den Mitmut

Die Mitgelassenheit

Die Mitlust

Das Mitwohlsein geben.

Ganz zu schweigen von dem Mithass und der Mitangst, usw.

Leid

Leid ist die Folge einer zu stark gelebten Lust bzw. zu stark gelebten positiven Gefühle (Freude, Liebe, Wohlsein, Mut Gelassenheit).

Weiterhin entsteht das Leid, weil den Warnungen der negativen Gefühle(Trauer, Angst, Schmerz, Wut und Hass) keine Beachtung geschenkt wird.

Die negativen Gefühle werden ins Un- bzw. Unterbewusste verdrängt und tabuisiert.

Leid ist das Erlebnis der Verschlechterung eines als schmerzfrei empfundenen Zustand Das Christentum fast das Leiden als einen Grundwert auf. Ohne dass der Mensch moralisch zerbricht, führt das Leiden zur Erweckung eines höheren Bewusstseins und der Erweiterung der Glücksfähigkeit (Vergleiche Schischkoff, Philosophisches Wörterbuch).

Welch ein Unsinn!!

Hinduismus und Buddhismus verkünden, das Rad des Leidens dreht sich auf Erden unablässlich. Nicht einmal der Tod hält das Leiden auf. Durch die Wiedergeburt des Menschen wird sein Leiden fortgesetzt. Nur durch die Erleuchtung ist die Erlösung vom Leid möglich.

Das Christentum verkündet, die Erlösung vom Leid erfolgt erst, nur für die guten Menschen, im „ Jüngsten Gericht".

Der Buddhismus lehrt unter anderem die Entstehung und Überwindung des Leidens. Leiden entsteht durch den Durst nach dem Leben, insbesondere durch die Gier, den Hass und die Verblendung. Das Akzeptieren der Vergänglichkeit des Lebens ist eine weitere Voraussetzung hinsichtlich der Leidensfreiheit und -reduktion. Der Ausdruck der Leidensfreiheit ist die heitere Gelassenheit, in Form des kaum merklichen Lächeln des Buddha.

Suchen Sie sich eine Ansicht aus oder lesen Sie weiter.

Wie bei anderen Gefühlen sind drei Formen des Leidens unterscheiden:

Die reine gefühlsmäßige bzw. emotionale Form des Leidens. Der Mensch leidet unter seiner Umwelt, seiner Unvollkommenheit und/ oder seine Unfähigkeit sich mit sich selbst oder anderen in Beziehung zu setzen. Das Gefühl des Leidens beherrscht ihn. Es kann zu einem stabilen Charakterzug werden. Die Form des emotionalen Leidens kann auch zeitlich begrenzt und wieder kommend auftreten.

Wird das emotionale Leiden zum stabilen Charakterzug kann es den Körper und den Geist erfassen. Die Energie des Körpers erlahmt. Die Gedanken des Geistes kreisen um das Leiden. Der Mensch fühlt sich als Opfer der inneren und äußeren Gegebenheiten.

Die übersteigerte Lust der positiven Gefühle für zum Leiden. Weiterhin können nichts erreichende Ziele, mangelnde Lebensinhalte und negative Gedanken zum Leiden führen.

Auch körperliche Einschränkungen und Krankheiten sowie der Verlust können Leiden verursachen.

Wie die Lust, die in starkem Zusammenhang mit den positiven Gefühlen stehen kann, ergreift das Leiden häufig alle übrigen negativen Gefühle bzw. steht in Zusammenhang mit ihnen.

Der Schmerz steht in bedeutenden Zusammenhang mit dem körperlichen Leiden.

Weiterhin steht das emotionale Leiden in starkem Zusammenhang mit der Trauer, der Wut, dem Hass und der Angst.

Die unbewussten negativen Gedanken haben im Regelfall die größten Einflüsse auf die Befeuerung des Leidens. Die negativen Gedanken bilden häufig das Bindeglied zwischen dem Leiden und dem Schmerz, der Trauer, der Wut dem Hass und der Angst.

Durch die Bewusstwerdung der oben genannten Prozesse und die Bewusstwerdung der Gedanken sowie der Hinwendung zu positiven Gedanken und Gefühlen, kann der Teufelskreis des Leidens durchbrochen werden.Emotion kontrollieren

Leseproben

Aus: Die sechs positiven Gefühle. Und aus: Die Kunst der Gefühle

Lust

Der Unterschied von Gefühlen und Emotionen

Gemüt

Liebe

Aus dem Fortsetzungsroman: Psycho in Athen (Ordysseus Götterdämmerung)

Erkennen und begreifen von Gefühlen

Sie beschäftigen sich mit der Psychologie? Eine kleine Geschichte zu den Wörtern der Psyche!

Die Seele. Aus dem alt germanischen abgeleitet, die aus dem Wasser kommende.

See gleich Wasser. Le gleich kommend.

Psyche: aus dem altgriechischen abgeleitet, bedeutet, das Innere des Korns. Das woraus Baguettbrot gebacken wird.

Das Korn, das Jahre, vielleicht Jahrhunderte in der Wüste liegt, wenn Wasser drauf fällt entsteht das Leben nämlich eine Pflanze.

Die Psychologie beschäftigt sich mit den Gefühlen. Das lateinische Wort für Gefühle lautet Emotionen.

Wir denken, dass unsere Gedanken, unsere Logik uns leitet.

Doch unterbewusst bzw. unbewusst leiten uns die Emotionen bzw. Gefühle.

Die zwölf reinen Gefühle:

Positive - **Negative**

Liebe - Hass

Freude - Trauer

Mut - Angst

Wohl sein,
schmerzlos - Schmerz

Gelassenheit - Wut

Lust   -   Leid

(vergleiche Hubertus ihn, Theorie der Emotion, Amazon, Kindle, 2013)

Diese zwölf reinen Gefühle sowie die gemischten Gefühle, wie Ärger, Zwang, Unruhe, Depression, manisch Gefühle usw. steuern unbewusst unsere Gedanken und unser Verhalten.

Wir denken wir handeln logisch, wägen Vor- und Nachteile ab.

Doch unsere Zwänge, Ängste, Hoffnungen und Triebe übernehmen das Kommando.

Neuerdings soll uns die Glücksforschung (Professor Seligmann), ehemaliger Vorsitzender der American Psychologycal Association und das positive Denken uns den Weg weisen.

Das griechische Wort für Glück ist Eudämonie. Übersetzt man es direkt aus dem griechischen, so bedeutet es einen guten Zugang zu den Mittlern zwischen der höheren Welt und den Menschen zu haben. Eu bedeute gut, die Dämonen, direkt aus dem griechischen übersetzt, bedeutet Mittler zwischen der höheren Welt und den Menschen.

Die Mittler zwischen den Menschen und der höheren Welt sind die Gefühle.

Habe ich die richtige Entscheidung getroffen, so fühle ich mich wohl, habe keine Ängste, keine Niedergeschlagenheit, bin ich nicht traurig oder ärgerlich.

Ich bin zufrieden, freue mich und sonne mich im Dasein.

Ich selber war bis zu dem 30. Lebensjahr manisch depressiv. Entweder war ich völlig aufgedreht und lustig. Ich wurde auf jeder Party als Entertainer eingeladen. Oder ich wollte niemanden sehen und die Niedergeschlagenheit ergriff mich.

Ich konnte weder bei andern noch bei mir die Gefühle erkennen! Ich hatte also keine Wörter bzw. Begriffe für Gefühle oder Emotionen. Medikamente hab ich dagegen nie genommen. Angst kannte ich nicht. Menschliche Gefühlszustände konnte ich auch außerhalb von mir nicht erkennen.

Dafür hatten selbst die alten Griechen ein Wort. Sie bezeichnen solche Menschen wie mich, als Alogothymiker. Sie haben sicher dieses Wort noch nie gehört. Mir ging es ebenso.

Das griechische Wort Thymus bedeutet Gefühl oder Emotion (lateinisch).

Logo bedeutet das Wort.

A bedeutet kein oder nicht.

Der Alogothymiker ist diejenige Mensch, der keine Wörter für die Gefühle oder Emotionen kennt.

Ich denke, dass alle von ihnen, Gefühle bei anderen erkennen, wenn auch nicht alle und auch nicht immer. Es kommt sicher auf die Stärke der Gefühle an, die den andern bewegen.

Erkennen Sie Ihre eigenen Gefühle? Werden sie ihnen bewusst? Wird ihnen bewusst, was sie bewegt? Können Sie erkennen, wie ihre Gefühle ihre Gedanken, ihr Verhalten und ihre Handlungen beeinflussen? Zum Teil sicherlich, insbesondere wenn die Gefühle sehr stark sind. Aber vieles bleibt ihnen verborgen.

Sie kaufen sich etwas. Sie gehen zur Arbeit. Sie schauen fern und hören Musik. Sie unterhalten sich und treiben Sport. Sie sind damit zufrieden? Sie fühlen sich wohl? Die Freude begleitet sie und sie leben in einer wunderbaren Welt.

Sie wollen nicht ihre Welt bewahren? Sie denken nicht, dass diese oder ihre Welt nicht gut ist oder bedroht wird? Sie sind glücklich und zufrieden und das wird auch so bleiben? Solche Gedanken kommen Ihnen nicht? Und wenn Ihnen diese Gedanken doch kommen und sie davon beherrscht werden?

Sie sehen sich keine Krimis, politischen Talkshows, Fantasyfilme, politischen Dokumentarfilme,Sportreportagen und die Horrornachrichten an? Sie versichern sich nicht und häufen kein Geld an? Nun, dann spielen Ängste und Zwänge bei den meisten von ihnen keine Rolle.

Wenn doch, denken Sie einmal über ihr Verhalten nach! Wie häufig denken Sie über negative Dinge nach und wie häufig denken Sie über positive Dinge nach? Führen Sie, Sie erfreuende

Themen

Unterhaltungen oder sind es eher problematische Themen, die sie mit andern führen? Oder ist es eher etwas Belangloses wie Sport, das Wetter oder was habe ich gerade gemacht oder werde ich tun?

Wenden Sie sich ehre der Freude zu oder eher den Problemen und den unangenehmen Dingen, die ihnen widerfahren? Sind ihre Themen bezogen auf die Vergangenheit oder Zukunft? Dann beschäftigen sich ihre Gedanken nicht mit der Gegenwart. Nicht mit dem was sie möglicherweise erfreuen könnte. Obwohl zukünftige oder vergangene Themen, sie auch erfreuen können.

Fallbeispiel

Mittwoch 12. Dezember 2014, 11:00 Uhr abends

Wir sitzen nach einem langen Strand- und Stadtgang durch Legian in unserem Hotel, Kumala. Nach fünf Tagen auf Bali treffen wir den ersten Deutschen, langhaarig, Fritz aus Wetzlar. Hesse.

Fritz redet unablässig und meint, man solle ihn nicht unterbrechen.

Seine erste Geschichte handelt von der Ankunft auf dem Flughafen von Bali. Der Zoll hat ihn auseinandergenommen. Wütend berichtet er darüber, in allen Details, dass man ihn durchsucht hat, inklusive Leibesvisitation und ihm den Finger in den Hintern steckte, um nach Drogen zu suchen.

Nach langen Ausführungen schließlich und endlich landet er mit zwei Polizisten im Krankenhaus und sein Magen wird geröntgt.

Man gibt ihm kein Wasser und das geschlagene 4 h lang. Nach 4 h landet er mit seinem Gepäck vor dem Krankenhaus und die Bullen fahren davon.

Man hat keine Drogen gefunden. Lange Haare und Haschisch an den Fingern, die gescannt wurden, hatten ihn in diese Lage gebracht.

Weitere am Band laufende Ausführungen ergossen sich über uns, angefangen von seinen Tauchgebieten, indische Schulen die er aufgebaut hatte und schließlich das Thema Adam und Eva und warum wir aus dem Paradies vertrieben wurden und nebenbei das Thema, das 7 Milliarden Menschen die Erde ruinieren.

Und jetzt wird es spannend! Warum sind wir alle unglücklich, aus dem Paradies vertrieben? Weil, so meint er, wir gut und böse seit Adam und Eva unterscheiden, was es eigentlich nicht gibt.

Aha!!!

Jetzt allerdings kommt die Krönung!

Sein Guru, übrigens nicht ein Guru, hat ihm für viel Geld gesagt: Wir sind nicht glücklich, weil wir nicht in der Gegenwart leben!

Aha!!!

Die anderthalb Stunden, die er auf uns einredete, aber nicht mit uns redete, da wir kaum zu Wort kamen, beschäftigten sich zu 99 % mit der Zukunft oder Vergangenheit, mit den Themen, Tauchgebiete, Indien und den schlechten Aussichten der Gattung Mensch.

Der Guru hatte das schnell erkannt, ihm viel Geld abgeknöpft und ihm gesagt, er soll in der Gegenwart leben, was er allerdings nicht begriffen hatte. Aber er fährt wieder zu seinem Guru.

Guten Morgen liebe Sorgen, seid Ihr wieder da. Na dann ist für den Guru alles klar!

Das Hauptgefüh,l das allen Themen zu Grunde lag, war die Wut. Das zweite Gefühls die Angst vor der Zukunft und im Hintergrund lauerte die Trauer.

So gut wie alle geäußerten Gedanken wurden hauptsächlich von der Wut und in diesem Fall von ihren beiden kleinen Brüdern, der Angst und der Trauer gesteuert.

Wie werde ich meine Zwänge los?

Wie werde ich meine Depressionen und meine Trauer los?

Wie bewältige ich meine Unruhe?

Wie viele Zeiten habe ich, in denen ich traurig, wütend, ängstlich bin?

Wie kann ich meine Traurigkeit, meine Zwänge, meine Unruhe loswerden oder behalte ich diese auf Ewigkeit?

Bin ich nur so ein Typ, haben mich meine Eltern so gestrickt, bin ich so geworden, hat mich meine Arbeit zu dem gemacht was ich bin oder kann ich ein anderer Mensch werden, der sich freut, der mutig ist?

Also zusammengefasst: ein heeres Wort – kann ich glücklich werden?

Ja, ich kann glücklich werden, in dem ich ein Zugang zu meinen Gefühlen erhalte. Wenn ich diese erkenne, wenn ich erkenne, dass andere Menschen Emotionen auf mich übertragen, die ich gar nicht haben will und in mir Unruhe erzeugen, meine Ängste antreiben und mich traurig machen.

Hier erfahren Sie eine Anleitung, auf was sie achten müssen und wie sie es erreichen können, ihre Gefühle zu erkennen und zu beeinflussen.

Der komplizierte Weg ist der Yogi-Weg, der Meditationsweg…den können Sie selbstverständlich wählen, aber dieser ist lange andauernd und macht nur den Guru reich und führt zu eingeschränkten Ergebnissen.

Anleitung

Um erste Schritte zu unternehmen, sich seiner Gefühle bewusst zu werden, ist der folgende Ablauf von Vorteil.

Stellen Sie sicher, dass sie möglichst ruhig und entspannt sind. Ebenso ist eine ruhige und für sie wohl tuende Umgebung von Vorteil.

Wenn Sie geübt sind, können Sie den folgenden Ablauf auch während eines Gespräches oder in jeder Situation durchführen.

Von Vorteil ist auch, wenn Sie den Vorgang nach einer Entspannungsübung, Yoga oder Meditation beginnen.

Sind Sie bereits geübt in dem Erkennen von Gefühlen, stellen Sie als erstes fest, in welchen gefühlsmäßigen Zustand Sie sich befinden? Sind Sie er ernst, erschöpft, dynamisch oder relaxt. Spüren Sie Angst, Freude, Mut oder Trauer usw. Erst dann leiten Sie den oben genannten Prozess ein.

Sind sie nicht geübt, beginnen Sie hier.

Erstens, mit welchen Gedanken beschäftigen sie sich im Moment?

Negative, problembehaftete, positive, vergangenheits-, zukunfts- oder gegenwartsorientierte Gedanken?

Zweitens, prüfen Sie, welche Gefühle sie hinsichtlich dieser Gedanken haben

Sind es ernste, freudige, ängstliche Gedanken, fühlen Sie sich niedergeschlagen, machen sie die Gedanken unruhig oder ist ihr Zustand eher unruhig.

Um die Verbindung von Gedanken und Gefühlen zu

erkennen, ist es am einfachsten, in einem

Gespräch oder nach einem Gespräch, den prozentualen Anteil von negative, problembehafteten, positive, vergangenheits-, zukunfts- oder gegenwartsorientierten Gedanken zu ermitteln.

Geübte, psychologisch bewanderte sind in der Lage festzustellen, ob es sich um Angst besetzt, depressive, manische, freudige, traurige, liebevolle, hasserfüllte, schmerzliche, wütende usw. Themen handelt. Das ist insbesondere dann interessant, wenn die dahinterstehenden Gefühle nicht stark sind sondern häufig unterdrückt und einen schwachen Charakter haben.

Drittens, versuchen sie festzustellen, welchen Einfluss diese Themen, Gedanken und die sie umgebenden Menschen, auch wenn sie nichts sagen, auf ihre Gefühle haben?

Weitere Kriterien um festzustellen wie Gefühle bei Ihnen erzeugt werden oder welche Gefühle der Gesprächspartner hat sind: Der Ton, die Mimik, die Gestik, Beziehungsaussagen wie gut, schön und schlecht, abwertend oder ist das Gespräch von sachlichen Inhalten bestimmt.

Die meisten Gespräche sind von sachlichen Inhalten bestimmt. Hier ist es wichtig, die gefühlsmäßige Färbung zu bestimmen. Steckt dahinter Angst, Zwang, Mut, Liebe, Hass, Trauer, Freude usw.

Keine Angst vor negativen Gefühlen

(Negative Gefühle als Schatten der positiven Gefühle, die uns durchs Leben treiben und unsere Entscheidungen und unser Wohlbefinden bestimmen). Eine Lichtung in den Wald des Bewusstseins schlagen, Heidegger.

Positive Gefühle haben tendenziell wohlfühlenden Charakter. Negative Gefühle haben eher warnenden Charakter.

Wir sind der Meinung, unser logisches Bewusstsein weist uns den richtigen Weg durch das Leben. Ab und zu insbesondere bei zentralen und schwierigen Entscheidung kommen uns Zweifel ob der Weg, den wir einschlagen wollen, der richtige ist. Wir kommen ins Grübeln. Gehen die Alternativen durch, wägen Vor- und Nachteile ab und sind uns unsicher, ob die mit der Logik gewählte Alternative, die optimale ist. Wir operieren mit den Begriffen, das Glas ist halb voll oder halb leer. Mit optimistischen oder pessimistischen Sichtweisen oder meinen eine vermeintlich realistische Entscheidung zu treffen.

Der eine oder andere versucht mit dem Bauch bzw. den Gefühlen der Richtigkeit der Entscheidung nachzuspüren. Folge nur deinem Herz und den Gefühlen! Was liebe ich, wozu habe ich einen Zuneigung, was würde mir Freude bereiten? Womit hatte ich Erfolg? Womit bin ich gescheitert?

Im Alltäglichen arbeiten wir mit den Begriffen, Zu-und Abneigung oder was ist mir sympathisch oder unsympathisch. Diese Prozesse laufen häufig unbewusst und sekundenschnell ab. Selten treten diese Prozesse in das reflexive Bewusstsein ein.

Äußere Zeichen, wie Kleidung, Auftreten, Körpersprache, Mimik, Tonlage usw. beeinflussen dabei unsere Bewertungen sympathisch oder unsympathisch bzw. Zuneigung oder Abneigung.

Schon bei diesen an der Oberfläche liegenden, gemischten Gefühlen laufen unbewusste Prozesse ab. Geht man etwas tiefer, kann man mit Levi Strauß sagen:" Ich fühle mich wie eine Straßenkreuzung auf der etwas passiert, ich weiß bloß nicht warum?"

Tieferliegende reine Gefühle, wie Liebe und Hass, Trauer und Freude, Angst oder Wut entziehen sich durch Tabuisierung oder mangelnder Erfahrung unserem Bewusstsein.

Sie repräsentieren sich mittels Träumen oder beim Hellsehern durch Bilder und sind meistens dem Bewusstsein nicht zugänglich.

Wir wollen uns gut, positiv und glücklich fühlen! Trauer, Angst und Wut sind sozial nicht akzeptiert, stören unser Wohlbefinden und werden verdrängt. Sie sagen uns aber, dass etwas falsch läuft. Sie erreichen unser Bewusstsein nicht und wir können diese Gefühle nicht nutzen.

Wir geraten in depressive, manische und zwanghafte Zustände, schlimmstenfalls Psychosen und Neurosen. Unzufriedenheit, Hektik und Zeitnot breiten sich aus. Wir halten das für normal, weil unsere Umgebung es erwartet und sich in der gleichen Weise verhält.(Genormte Gefühle)

Mit Entspannungstechniken, Meditation, Unterhaltung, Konsum usw. versuchen wir wieder unsere Mitte zu erreichen. Trotzdem verbleibt ein schales, ungelebtes und unzufriedenes Gefühl, dass wir versuchen zu überspielen. Wir hoffen, dass es besser wird oder dass es unseren Kindern besser gehen wird. Wir finden uns damit ab, auch deshalb, weil es anderen ebenso geht. Das Leben ist kein Rosengarten und wenn doch, mit Dornen. Ist es aber wirklich so?

Wie bestimmen unsere Wahrnehmungskanäle unsere Gefühle und umgekehrt, wie bestimmen unsere Gefühle unsere Wahrnehmungskanäle?

Welche Ausrichtung haben wir hinsichtlich des visuellen, auditiven und haptischen? Welcher Typ sind wir? Welche Kanäle nutzen wir hauptsächlich? Können wir das nicht riechen? Schmeckte uns etwas nicht? Durch diese Fragen und denen von uns verwendeten Worten können wir näher an unsere tieferen Gefühle herankommen. Dann bewegt sich emotional was.

Die drei Affen: Nichts hören, nichts sehen und nichts fühlen sind das Gegenteil. Der erste Schritt zur Schizophrenie bzw. zur Entfremdung.

Können wir durch das bewusste Ein- und Ausschalten unserer Wahrnehmungskanäle näher an unsere tieferen, reinen Gefühle aber auch negativen Gefühle herankommen?

Welche Gefühle spielen im Alltäglichen eine große Rolle? Eher positive oder eher negative Emotionen?

Welche Gefühlstyp sind wir? Der sich freuende, liebevolle, der mutige oder eher der ängstliche, melancholische und misstrauische Mensch?

Gefühle, Emotionen und Gemüt

In diesem Zusammenhang sind zu unterscheiden, Gefühl, Emotion und Gemüt. In der deutsche Sprache werden Gefühle und Emotionen im alltäglichen als auch im psychologischen gleichgesetzt.Begrifflich muss die Emotion und das Gefühl getrennt werden. Durch den Satz, ich habe das Gefühl, wird deutlich, dass ich etwas fühle. Dieses fühlen kann sich in der Wahrnehmung auf von außen kommende Emotionen und innerliche Gefühlszustände (Emotionen) beziehen.Welche Emotionen sind in der Umwelt bzw. bei anderen Menschen vorhanden? Oder welche emotionalen Zustände habe ich innerlich?

Mit dem Gefühl kann ich den innerlichen oder äußerlichen Emotionen nachspüren.Emotion (lateinisch) bedeutet aus der Ruhe heraustreten. Der Grundzustand des Gefühls bzw. der Gefühle ist die Ruhe. Tritt das Gefühl aus der Ruhe heraus, erscheinen die Emotionen. Wut, Freude, Trauer, Angst usw.

Gefühl und Gemüt wereden in der griechischen Sprache als Thymus bezeichnet.. Wie wir Gefühle und Emotionen begrifflich trennen müssen, so ist es auch notwendig Gefühl und Gemüt begrifflich zu trennen.

Gemüt bezeichnet Grundzustände der Beweglichkeit des Gefühls. Während Emotion die Ausprägungen des Gefühls bezeichnen, wie Wut, Angst, Trauer, Schmerz usw.

Gemütszustände und – typen

Gemüt ist abgeleitet von Mut. Gemütlichkeit bedeutet Behaglichkeit. Platon unterteilt im Phaidros die Seele in Gemüt (thymos) und Trieb.

Adjektive für das Gemüt: Sonnig, schlicht, sensibel, heiter, kindlich, sanft, empfindsam. (Duden, computergeneriert), erregte Gemüter, aufs Gemüt schlagen – jemanden deprimieren, Duden im Internet) Hinzuzufügen sind: Reizbares, phlegmatisches, ruhiges und energisch, stabiles Gemüt, (vgl. Clausewitz unten), sehr regsam (beweglich), wenig regsam (unbeweglich)

Clausewitz: Das starke Gemüt kommt nicht aus dem Gleichgewicht.

4 Gemütstypen nach Clausewitz (vgl. Wikipedia):

Wenig regsam: Phlegmatisch

Sehr regsam: Menschen deren Gefühle nie eine gewisse Stärke übersteigen – Gefühlvolle, ruhige Menschen)

Sehr reizbar: Gefühle entzünden sich schnell und heftig wie Pulver, sind aber nicht dauerhaft

Die Gefühle kommen nur langsam in Bewegung, können große Gewalt annehmen und sind andauernd: Diese Menschen sind energetisch mit tief versteckt liegenden Leidenschaften (Gefühlsmäßig geprägter Charakterstruktur).

Menschen mit schnell wechselnden Gefühlszuständen werden in der Psychopathologie mit dem Wort Borderline Syndrom bezeichnet.

Gelassenheit

In der Übersicht der zwölf reinen Gefühle ist als Gegensatz der Wut, die Gelassenheit definiert. Gelassenheit wird im griechischen als Ataraxie bezeichnet, was direkt übersetzt nicht Unruhe also Ruhe bedeutet.

Die Ruhe des Gefühls ist sein Grundzustand, demzufolge keine Gefühlsregung und damit keine Emotion aus der Ruhe heraustritt. Der Ruhezustand kann sicherlich gefühlt werden, ist dennoch keine Emotion im Sinne des Heraustretens. Nach langen Überlegungen und Diskussionen bin ich zur Überzeugung gelangt, dass die Gelassenheit nicht nur Ruhe bedeutet, sondern das sein lassen, beinhaltet.

Wenn sich etwas nicht bewegt (in Ruhe ist), sich dennoch bewegt, so scheint das im ersten Moment ein Gegensatz zu sein.

Wenn das Heraustreten aus der Ruhe nicht in eine emotionale Form, ein reines Gefühl, wie Wut, Angst, Freude, Liebe, Trauer usw. gegossen wird, sondern frei durch die Gefühle schwingt also das Gefühl gelassen wird, bezüglich seiner Schwingungen, dann handelt es sich die Gelassenheit.

Einerseits lässt sich die Gelassenheit mit dem Satz, „dem kaum merklichen Lächeln des Buddha", bezeichnen andererseits ist das Schwingen des Gefühls durch Ausgelassenheit, fröhlich, lustig, beschwingt, die Stimmung schlägt hoch und mit schöpferisch bzw. kreativ zu bezeichnen.

Der Gegensatz von Wut ist sicherlich etwas fahren lassen. Sich nicht so betreffen lassen sondern munter darüber hinweggehen. Einen Wütenden wird dies häufig noch wütender machen.

Möglicherweise ihn irritieren.

Bei Kindern, die den Gefühlen in der Regel näher sind als die

Erwachsenen, ist das gut zu beobachten. Von einer Wut wechselt das Kind sehr schnell in eine fröhliche, heitere oder begeisterte Stimmung. Die Wut ist blitzschnell vergessen. Das Kind ist wieder ausgelassen. Ein umgekehrtes Verhalten von der Heiterkeit in die Wut ist ebenso möglich.

Zusammenfassend ist das Gegenteil der Wut, die beschwingte, heitere und harmonische Gelassenheit.

Wenn sich dieser Zustand der beschwingten, heiteren und harmonischen Gelassenheit als Charaktereigenschaft stabilisiert, ist das als Gemütszustand zu bezeichnen. In der Kategorisierung von Kretzschma heißt das sanguinisch.

Das Gegenteil ist die cholerische, wütende Charakterstruktur oder Gemütsverfassung zu sehen.

In diesem Zusammenhang gibt es weiterhin, die traurige, melancholische und tendenziell depressive, phlegmatische Charakterstruktur.

Phlegmatisch kann als gebremstes, cholerisch als aufbrausendes und sanguinisch, als heiter beschwingtes Gemüt angesehen werden.

Die Gelassenheit kann sich bei Erwachsenen in verschiedenen Formen äußern.

Die heitere beschwingte Gelassenheit

Die bewölkte und verdunkelte Gelassenheit (In der Musik Moll)

Die ernste, unbewusst versteckten Gefühle (Äußerlich gelassene

Persönlichkeit)

Die bewusst kontrollierten und versteckten Gefühle (Diplomatisches Verhalten, Coolness). Die gespielte äußerlich gelassene Persönlichkeit.

Persona aus dem lateinischen übersetzt, bedeutet Maske. Die beiden letzten oben genannten Formen sind als maskierte Gemütszustände der Gelassenheit aufzufassen.

Es wird etwas kompliziert. Die vier Formen der Gelassenheit können alle in maskierter Form auftreten. Es gibt allerdings einen Unterschied.

Der beschwingte und bewölkte Gelassene lässt Gefühle zu. Der Mensch arbeitet mit diesem Gefühlen und zeigt diese nach außen. Dieser Prozess benötigt Energie. Das ist das Repertoire der Schauspieler.

Die bewusst oder unbewusst versteckte Gelassenheit benötigt zwar auch Energie für seine Unterdrückung.Sie ist weniger energieintensiv.

Anm.: Meiner Meinung nach ist durch die Maskierung des Gemüts, der in der Öffentlichkeit stehenden Personen und der Schauspieler, das eine Ursache für den verstärkten Drogenkonsum dieser Gesellschaftsgruppen.

Die ständig verfälschten Gefühlszustände und Maskierung des Gemüts treiben den Menschen aus seiner Mitte, überfordern ihn und sind mit einem hohen Energieverbrauch verbunden. Um die Mitte wiederzufinden, sich wieder schnell aufzuladen und die

Maskierung aufrecht zu erhalten, werden Drogen eingenommen.

Das Gefühl der Wut und seine Ausprägungen

Ähnlich wie Trauer, Freude und Angst, ist das Wort Wut unter Google nicht zu finden. Es werden solche Worte wie Wutbürger genannt. Unter Wikipedia für die Wut nicht sehr ausführlich behandelt.

Aus dem altdeutschen könnte man die Wut mit dem Gott Wotan zusammenbringen. Wuotan - der Wütende.

Die Wut ist verbunden mit den Gefühlen, Aggressionen, Ärger, Zorn, Brass und Rage (Furore, was soviel aus dem italienischen übersetzt bedeutet, wie rasender Beifall oder großes Aufsehen erregen).

Wut nimmt man persönlich, während Zorn sich über etwas entwickelt.

Während Ärger und Zorn eher gedanklich verbundene Gefühle sind Wut, Brass und Rage (Furore) tendenziell reine Emotion, die nicht oder nur wenig mit den Gedanken verbunden sind.

In diesem Zusammenhang weise darauf hin, dass reine Emotionen, sich nicht oder nur wenig mit den Gedanken und dem Körper verbinden. .

Im Zusammenhang mit der Liebe ist das am besten zu verdeutlichen.

Drei Arten der Liebe sind zu unterscheiden.

Die **körperliche Liebe** oder sexuelle Liebe.

Die geistige oder platonische Liebe, die sich auf Gemeinsamkeiten der Gedanken und Interessen stützen (**Gedankliche Liebe**).

Die **reine emotionale Liebe**. Vater Liebe, Kinder Liebe, Liebe zu einem Freund, Liebe zur Welt usw.

Die **gedankliche Wut** wird als Zorn bezeichnet und sicherlich ist der Ärger ebenso gedanklicher, emotionaler Natur.

Die **körperliche Wut,** wie die körperliche Liebe, lässt sich sicherlich am besten charakterisieren durch, " sie war rot vor Wut oder er war bleich vor Wut oder die kalte Wut". Ein rotes oder bleiches Gesicht kann ein Zeichen für Wut sein. Ein bleiches Gesicht kann aber auch mit dem Gefühl der Angst verbunden sein. Ein rotes Gesicht zeigt auch Scham oder Aufregung an. Die starken Gefühlsregungen der Wut wirken sich körperlich auf das Kreislaufsystem aus. Das Blut schießt aufgrund der Erregung in das Gesicht oder bei bleichem Gesicht, entweicht das Blut aus dem Gesicht. Eine Art Starre oder Schock lässt das Blut nicht mehr fließen.

Die körperliche Wut äußert sich häufig durch Brüllen, geballte Fäuste, starke körperliche Bewegungen, wie schlagen und treten.

Bleibt die Wut durch Kontrolle bewusst oder unbewusst versteckt, so ist sie, nur durch eine leicht angedeutete wütende Mimik oder Körperhaltungen, äußerlich wahrnehmbar oder so gut versteckt, dass die unterdrückte Wut nicht zu sehen ist. Gelingt es dem Menschen, sei es bewusst oder unbewusst, die Wut so zu unterdrücken, dass keine körperliche Reaktion sichtbar ist oder

innerlich auf den Körper übergreift, so handelt es sich um die
reine Wut.

III.) Psychische Gesundheit des Glücks

1. Glück

2. Angst

3. Liebe

4. Gefühle, Emotionen und Seele

5. Die Entwicklung der Götterwelten zum Geist und zur Seele

6. Psychische Gesundheit und Psychopathologie

Glück

Eudämonie aus der griechischen in die deutsche Sprache übersetzt, bedeutet Glück. Die Glücksforschung hat festgestellt, dass Menschen, die eher reinen Gewissens sind (tugendhaft), altruistisch (für andere etwas tun), sich in Gemeinschaften aufhalten, verheiratet und religiös sind, laut ihren eigenen Aussagen, sich glücklicher als andere sehen. Außerdem Anstrengung , Aktivität und Flow (Flow bedeutet Strömung, in Bewegung sein und eine Belohnung erfahren) zu verstärktem Glück führen. Geld und materielle Güter sowie Konsum führen nur unwesentlich oder gar nicht zu Glück.(Der Glücksfaktor, Martin Seligmann).

Die Glücksforschung mißt Glück bezüglich verschiedener Bereiche wie:

Liebe

Beruf

Finanzen

Freizeit

Freunde

Gesundheit

Produktivität

Insgesamt

(Vergleiche: Der Glücksfaktor, Martin Seligmann, Seite 142)

Der Lehrer des Yogi, Yoganand, Sri Yukiswar definierte Glück als Liebe und Freude.

Eudämonie im Deutschen als Glück bezeichnet, kann man wie folgt ableiten: Eu als Vorsilbe bedeutet, wohl, schön oder gut. Das Wort Daemon bedeutet, Mittler zwischen der höheren, unsichtbaren oder unbewussten Welt (Gott) und dem Menschen.

Wir müssen uns jetzt die Frage stellen: Was ist der Mittler oder sind die Mittler zwischen uns und der höheren, unsichtbaren und unbewussten Welt?

Nehmen wir an, es seien die Gefühle! Nehmen wir außerdem an, es seien die reinen Gefühle, die sich von den gemischten Gefühlen unterscheiden.

Reine Gefühle kann man wie folgt klassifizieren:

Positive - negative

Liebe - Hass

Freude - Trauer

Mut - Angst

Wohl sein,
schmerzlos? - Schmerz   ? Gibt es andere Begriffe?

Gelassenheit? - Wut   -   ? Gibt es andere Begriffe?

Lust ? - Leid ?

Gemischte Gefühle zum Unterschied zu reinen Gefühlen sind mit körperlichen Empfindungen, gedanklichen oder andern Gefühlen gemischt. Zum Beispiel Ärger, Zwang, Vergnügen usw..

Hätten wir bewussten und gedanklichen Zugang zu den reinen Gefühlen, die häufig unbewusst sind und könnten wir sie klar innerlich voneinander abgrenzen, so könnten Sie uns als Steuermann durch die Welt und unser Verhalten leiten. Die höhere Welt könnte uns durch ihre Mittler, die Gefühle anzeigen, was richtig oder falsch ist. Da wir diese Mittler bzw. diese Gefühlswelt häufig nicht gedanklich erfassen können, sind wir nicht in der Lage sie zu erkennen und zu nutzen. Häufig sind wir dieser Gefühlswelt ausgesetzt und wir werden von ihr individuell oder gesellschaftlich beherrscht. Wir können diese Gefühlswelt nur begrenzt sehen, hören, fühlen, wahrnehmen bzw. gedanklich erfassen.

Die unbewussten Gefühle treiben uns persönlich, in Gruppen und gesellschaftlich durch die Welt. Wir vertrauen unserem logischen Bewusstsein und der höheren Macht, die uns schon richtig leiten wird.

Freude, die Liebe, die Angst, die Trauer, der Mut, der Zwang usw. treiben uns an und durch die Welt. Arbeit, Leistung, Erfolg, Wachstum, Geld, technische Besessenheit, Schutz der Umwelt, Bedrohung der Lebensarten, Fortpflanzung, Belohnung usw. bilden die gedanklichen Antriebe.

Moral, Ethik und Tugend sind die Korrektive für unser egoistisches Handeln.

Angst, Schmerz oder andauernde Trauer (Depression) u.a. sind Anzeichen bzw. Warnungen der höheren Gefühlswelt, die anzeigen, dass wir etwas falsch machen. Diese Anzeichen sind häufig unserem Bewusstsein nicht zugänglich.

Die Logik dient der Feindsteuerung! Wir versuchen mit einem Instrument, das für detaillierte Betrachtungen geeignet ist, unser Leben zu steuern. Die Logik in der bisherigen Form, ist nur geeignet, enge Bereiche zum Teil, modellhaft zu erfassen.

Glück vom griechischen Wort Eudämonie abgeleitet, bedeutet: Einen guten Zugang zu dem Steuerungsinstrument Gefühl und seinen zwölf reinen Ausprägungen zu haben.

Das Gefühl(Thymus im griechischen genannt) spürt den Gefühlen insbesondere den eigenen aber auch den von außen kommenden Gefühlszuständen nach. Das Bewusstsein muss eine außerordentliche Leistung vollziehen:

Erstens, befindet sich mein Zustand im Ruhe oder ich bin von Emotionen bewegt?

Zweitens, in welchen Gefühlszustand befinde ich mich, welche Emotionen bewegen mich insbesondere, Angst, Freude, Wut, Mut, Trauer, Schmerz usw. und verhindern die Sichtweise auf andere Gefühle bzw. färben mein Blick des Bewusstseins ein.

Werfe ich einen traurigen oder freudigen Blick auf meine Umwelt. Sehe ich eher traurige oder freudige Aspekte der Umwelt. Ist mein Blick durch Angst, Zwang und Hetze eingetrübt? Ist mein Blick durch Liebe, Hass, Annahme oder Ablehnung, positiv oder negativ eingefärbt?

Drittens, welches Gefühl ist welchem bewussten Gedanken zuzuordnen?

Viertens, das Erlernen der Sprache der Gefühle und ihre Erfahrung.

Sicherlich bedeutet das, große Mühe und ist insbesondere zeitaufwändig.

Angst

Die Angst ist in der Philosophie wenig angesprochen worden. Selbst Spinoza erwähnt sie nicht, obwohl er die Gegensatzpaare Liebe und Hass und Freude und Trauer anspricht. Kierkegaard, den einige auch als Großvater des Existenzialismus bezeichnen, hat als erster Philosoph die Angst in den Vordergrund seiner Betrachtung stellt.

Ängste haben die Menschen und die Lebewesen seit Anbeginn begleitet. Die durch Angst ausgelöste Flucht oder die durch Angst ausgelöste Aggression ist bei vielen Tieren und den Menschen zu finden und ist häufig instinktiv, intuitiv bzw. unbewusst angelegt. Angst wird gerne verdrängt. Es ist etwas bedrohliches. Lieber beschäftigt man sich gedanklich nicht damit. Das ist wohl auch der Grund warum in der Philosophie aber auch in der Literatur das Wort Angst so gut

wie gar nicht gebraucht wird. Obwohl gerade in der Literatur und in den heutigen Medien viele Angst auslösende Themen, die Inhalte bestimmen.

Das Wort Angst hat eine interessante Etymologie. Es stammt aus dem indogermanischen vom Wort anghu ab, welches beengend bedeutet. Angust (altdeutsch Angst) und angustus(Lateinisch) bedeutet Beengung oder Bedrängnis. Interessant ist auch, das im griechischen die Angst als Anchos und im lateinischen als Anxietas bezeichnet wird. Im englischen wird daraus Anxiety obwohl das Wort Fear (Furcht) eher benutzt wird. Im alltäglichen Sprachgebrauch der Angelsachsen wird am häufigsten das Wort to scare oder scaring benutzt. Dieses Wort bedeutet in der deutschen Übersetzung erschreckt sein. Also als Substantiv der Schrecken. Die große Überraschung ist, dass die Angelsachsen das Wort Anxietas besitzen, das unmittelbar aus dem griechischen bzw. lateinischen abgeleitet ist. Stattdessen wird aber aus dem deutschen die German Angst übernommen. Die German Angst wird im englischen im Sinne der Existenzangst oder im Sinne von grübeln benutzt. Die zeitlich stabile Charaktereigenschaft als Eigenschaft der Persönlichkeit im Gegensatz zu kurzfristig auftretenden Ängsten wird als State-Angst und Trait-Angst bei den Angelsachsen verwendet. Es wird deutlich mit welchem Unbehagen die Kulturen, hier insbesondere die Angelsachsen mit der Bewusstwerdung der Angst umgehen.

Es seien in diesem Zusammenhang auch die buddhistischen und hinduistischen Kulturräume genannt. Hier werden insbesondere die positiven Gefühle wie Liebe und Freude in den Vordergrund gestellt. Die negativen Gefühle werden unterdrückt, nicht öffentlich gezeigt und kaschiert.

Gleiches geschieht im Christentum mit dem Neuen Testament, in dem Liebe und Freude im Vordergrund stehen aber der Hass auf die Feinde aus dem Alten Testament , wird als schlecht gebrandmarkt. Der Rache des Gottes des Alten Testamentes und die Angst vor ihm wird ersetzt durch die Liebe Jesu. Die negativen Gefühle werden schon durch die griechische Philosophie, die die Tugend und das Gute in den Vordergrund stellen, als moralisch und ethisch verwerflich aus dem Bewusstsein gelöscht. In den Vordergrund treten die positiven Gefühle, wie die Liebe, Freude, Mut, Gelassenheit, Wohlsein und Lust. Die negativen Gegensatzpaare werden aus dem Bewusstsein gelöscht. Hass, Trauer, Angst, Wut, Schmerz und Leid sollen das Bewusstsein und die Gedanken nicht stören. Das Leid nimmt bei den Christen eine besondere Funktion ein. Christus übernimmt das Leid des gläubigen Christen, zu mindestens lindert er es durch sein Leiden.

Positive und negative Gefühle werden als störend für die Bewältigung der Existenz angesehen und aus dem Bewusstsein verdrängt. Die negativen Gefühle werden aufgrund der gedanklichen Bewertung noch wesentlich weiter aus dem Bewusstsein verdrängt als die positiven Gefühle. Sie führen somit ein Schattendasein im Bewusstsein. Die negative Gefühle bilden den unbewussten Schatten, den jeder Mensch in sich trägt. Seine Existenz, sein Sein und das Verhalten werden durch diesen Schatten nachhaltig geprägt. Der Mensch ist melancholisch, traurig, depressiv, ängstlich, zwanghaft, psychotisch usw.. Diese Eigenschaften können von anderen Menschen von außen beobachtet werden. Der jeweilig mit diesen Gefühlen infizierte Mensch kann seine Zustände in der

Regel nicht erkennen, sie werden ihm also nicht bewusst.

Der Schatten der negativen Gefühle beeinflusst das Handeln des Einzelnen sowie ganzer Kollektive, einerseits situationsbedingt, andererseits als tradiertes Handeln welches der Situation überhaupt nicht mehr entspricht.

Das Alte Testament, die Dramen des Sophokles, Shakespeare, Kafka, Dostojewski, Edgar Allen Po usw. beschäftigen sich mit dem Schatten, den negativen Gefühlen des Menschen. Unsere heutigen Medien sind überfüllt von ängstlichen Themen, Verbrechen und Kriminalstücken. Sie alle bedienen

das Gefühl der Angst. Die Angst wird genährt. Der Zustand der Angst muss erhalten bleiben. Wir alle setzen uns völlig unbewusst diesen Themen aus. Das von Angst getriebene Individuum, das sich in ein Angstkollektiv verwandelt. Das von Angst dominierte Handeln wird kaschiert in dem es als Wirtschafts und Existenz notwendig, gefordert wird.

Die Gefühle bzw. Emotionen haben eine Eigenschaft, die uns im naturwissenschaftlichen Bereich und im Alltag selten begegnet. Das erschwert auch die Erkenntnis hinsichtlich dieser Gefühle und Emotionen. Die charakterlich geprägten und stabilen Gefühle und Emotionen verbinden sich untereinander, mit den Gedanken, dem Körper, den kurzfristigen Gefühlen und Emotionen der Umgebung sowie der Situation. Eine Gemengelage durch das das Bewusstsein, vor allen Dingen das unruhige Bewusstsein und das durch die Schatten der negativen Gefühle beeinflusste, kaum hindurch sehen kann. Vor allem es gibt wichtigere Dinge zu tun. Die Existenzsicherung, die Arbeit und den Erfolg. Und somit übernimmt unbewusst der Schatten der negativen Gefühle das Kommando über unser Handeln. Wir können keine Lichtung in den Wald des Bewusstseins schlagen (Heidegger), wir fühlen uns wie eine Straßenkreuzung auf der etwas passiert, wir wissen aber nicht warum (Levi Strauss) oder wir haben ein Ziel, wissen aber nicht warum oder reden es uns schön. Fahren Sie mich irgendwohin, ich werde überall gebraucht. Die Gier und die Angst bestimmt unser Handeln. Die Horde setzt sich in Bewegung, das Individuum wird mitgerissen. Das Unwichtige wird zu dem vermeintlich Wichtigen erklärt. Das Gegacker der Interessen weist den Weg. Das Unglücklich sein verbreitet sich und wir wähnen uns vermeintlich glücklich. Die Gesichter und die Körperhaltung weisen in eine andere Richtung. Glückliche Menschen sehen anders aus. Starre, Abwesende, melancholische, deprimierte und ängstliche Minen und Körperhaltung begegnen uns. Aufgesetzte positive und optimistische Ausstrahlung kaschiert häufig die im Hintergrund webenden negative Gefühle und ihre Prägungen.

Die Gemengelage der Gefühlen und Emotionen ist bei den vielfältigen Beziehungen äußerst mühsam. Betrachtet man die Beziehung der reinen Gefühle untereinander oder auch zu den gemischten Gefühlen? Betrachtet man die Gedanken, den Geist und sein Einfluss auf die Gefühle oder umgekehrt. Ein zentraler Satz findet sich bei (Wotruba, existenziall psychologischen meditative Therapie, Petzold, Wege zum Menschen Bd. 1, Seite 527):

„Die von den Geistern oder dem Geist in Besitz genommene Seele." In diesem Zusammenhang ist gemeint, die Gedanken ergreifen Besitz von den Gefühlen. Das kann aber auch umgekehrt der Fall sein. Die Gefühle können die Gedanken in Besitz nehmen. Weiterhin kann der Körper Besitz von den Gefühlen und Gedanken nehmen. Über die Botenstoffe kann das geschehen. Diese Besitzergreifung ist kurzfristig aber auch als langfristiger Prozess, in Form von charakterlich prägenden Gefühlen (State- Gefühlen) möglich. Vertiefter Ausführungen erfolgen an anderer Stelle.

Im Weiteren wird die Angst als zentral bestimmendes Gefühl und seine Beziehungen betrachtet. Die Angst als langfristig geprägte Persönlichkeitseigenschaft wird unabhängig von ihrer Entstehung in Hinblick auf andere Gefühle betrachtet. Die Angst kann sich mit anderen reinen Gefühle verbinden und Ketten in Hinblick auf die gemischten Gefühle bilden. Die Angst kann sich mit Hass, Trauer, Schmerz aber ebenso mit Liebe verbinden. Zum Beispiel gibt es Menschen die aus Angst einen anderen Menschen lieben. Angst ihn zu verlieren usw.. Viele Menschen arbeiten oder passen sich aus Angst, insbesondere Existenzangst an. Hier besteht schon eine unmittelbare Verbindung zu den gemischten Gefühlen Zwang, Aggressionen und Gier.mit Angst können folgende Geistesformationen in Verbindung gebracht werden. Wotruba, Seite 565(Nyanatiloka):

4. Gier
5. Fehlansicht
6. Verblendung
7. Hass
8. Zweifelsucht
9. Dunkel
10. Unruhre
11. Starrheit
12. Gewissensbisse
13. Mattheit
14. Schamlosigkeit
15. Gewissenlosigkeit
16. Neid
17. Geiz

Liebe

Der emotionale Charakter der Liebe bedeutet für viele Menschen Zuwendung, Zuneigung, sich wohl fühlen. Bei dem Verlust des Geliebten, Trauer empfinden. Gleichklang empfinden aber es kann und da wird es kompliziert, auch das Lieben gemeinsamer Dissonanz gemeint sein oder die masochistische oder sadistische Liebe. Im Extremfall die Nekrophelie, die Liebe zum Tod bzw. die Totenliebe. Auf der anderen Seite, die Liebe zum Kind.

Diese reinen Ausprägungen der emotionalen Liebe können in die zweite Form der körperlichen bzw. sexuellen Liebe übergehen.

Die dritte Form der Liebe ist die platonische oder geistige Liebe. Hier verknüpft sich die emotionale Liebe mit den Gedanken. Interessen, Denkweisen, Anschauungen, gemeinsame Handlungen und Werten der Menschen. Sie lieben die gleichen Gedanken und Handlungen. Golf, Fußball, Autos, Kinder, Luxus, emphatisches Verhalten, die Liebe zur Philosophie, Physik, Medizin usw. verbinden die Menschen.

Um sich mit dem Begriff der Liebe auseinander zusetzen, sei Platons Symposium empfohlen. Symposium ins Deutsche übersetzt heißt: Das Gastmahl. Im Gastmahl erzählt Sokrates sehr kurzweilig von der Liebe und deren Formen. Die Ausführung sei nicht von ihm sondern er hätte es von einer weisen Frau namens Diotima gehört. Die Liebe ist eine Art Göttin im Pantheon der alten Griechen.

Weitere Vertiefung zu dem Thema in Erich Fromm, Kunst des Liebens, und Menschliche Destruktivität.

Der erste Absatz unter Formen der Liebe bezeichnet die reine Form der Liebe. Die emotionale Liebe verbindet sich nicht mit dem Körper oder den Gedanken.

Die sexuelle Liebe wird auch als körperliche Liebe bezeichnet. Die Liebe als Emotion verbindet

sich mit den Körper. Das wird als gemischtes Gefühl bezeichnet.

Die platonische oder geistige Liebe verbindet Gedanken mit der emotionalen Liebe. Es handelt sich also um ein gemischtes Gefühl. Vertiefung hinsichtlich der Klassifikationen in einem der nächsten Beiträge.

Gefühle, Emotionen und Seele

Das Wissenschaftsgebiet, das hier erörtert wird, ist die Psychologie. Die Psyche ist der Gegenstand der Betrachtung. Die beiden diesseitigen Teile der Psyche sind die Gefühle und Emotionen. Das Wort Gefühle wird im alltäglichen Sprachgebrauch als deutsche Übersetzung des lateinischen Wortes Emotionen gebraucht.

Gefühle und Emotionen betrachten den gleichen Gegenstand, sind aber grundsätzlich unterschiedlicher Natur. Kommt die Seele in Bewegung, so sind seine Erscheinungen, wie Angst, Freude, Trauer, Liebe, Hass usw., Bewegungsäußerungen der Psyche. Emotionen sind also aus der Ruhe heraustretend und den Körper und die Gedanken in der Regel beeinflussend.

Gefühle haben nachspürenden Charakter, wie das Wort beinhaltet, fühlenden Charakter. Der Mensch fühlt sich freudig, ängstlich, traurig oder Schmerz erfüllt usw.. Häufig bemerkt der Mensch diese Gefühle gar nicht, sie sind also unbewusst. Erst wenn sie eine gewisse Stärke übersteigen, treten sie in das Bewusstsein ein. Körperlicher Schmerz wird ab einer bestimmten Stärke von vielen Menschen eher bemerkt als Freude, Angst oder Trauer usw.. Häufig werden die Gefühle von anderen eher wahrgenommen als vom Menschen selbst. Die Emotionen überlagern unbemerkt die Gedanken und körperlichen Abläufen.

Erst im Zustand der seelischen Ruhe werden schwächere Gefühle bemerkt. Dauerhaft emotional, dynamische Menschen können kaum ihre Emotionen erfühlen. Aufgrund der starken und häufig vielfältig vermischten Emotionen ist es Ihnen nicht möglich diese zu erkennen.

Um begriffliche Klarheit zu schaffen, seien die griechischen, lateinischen und deutschen Begriffe genannt. Gefühl heißt im griechischen Thymus. Der Alogothymiker hat keinen Zugang zu den Begriffen des Gefühls. Er kann seine Gefühle also Angst, Mut, Hass usw. nicht bezeichnen.

A gleich nicht,

Logo gleich das Wort

und Thymus gleich Gefühl.

Der Mensch hat keine Wörter für seine Gefühlszustände.

Im griechischen wird für das lateinische Wort Emotion, Pathos benutzt, ins Deutsche übersetzt bedeutet es Leidenschaft.

Vor ca. 3350 Jahren entstand die Idee eines ägyptischen Pharaos mit dem Namen Echnaton, es gebe nur einen Gott. Der Sonnengott, des Sonnenuntergangs Amon Re sollte durch Aton, den Gott des Sonnenaufgangs ersetzt werden. Die Vielgötterei sollte damit ein Ende finden. Ob Aton als Sonnengott anzusehen ist oder als Lebensenergie in Form der Seele, ist strittig. Zu diesem Zeitpunkt möglicherweise aber weit davor entstand bei den Ägyptern die Idee des Lebens nach dem Tod. Spätestens um 1350 vor Christi unterschieden die Ägypter drei Formen der Seele: Ach, ka und ba.

Ach bedeutet die Leuchtkraft der Seele (Geist, Gedanken) .

Ka ist die Lebensenergie(Psyche, Seele, die den Körper belebt und die in das Jenseits zurückgekehrt)

und ba, das sind die Erscheinungen der Emotionen also Angst, Trauer, Freude, Schmerz usw.

(Vgl. Tutanchamon, S. 233, 2000, Herausgeber, Valeria Manferto De Fabianis,Laura Accomazzo, Kai Müller Verlag, Köln, Deutschland)

Entweicht mit dem Tod des Körpers der jenseitige Teil der Seele, der das Organische belebt, ausmacht und definiert, sowie sich vom Anorganischen zentral unterscheidet, so existiert die Seele, wie auch immer, weiter. Ist dieser Teil im Organismus nicht mehr vorhanden, so verbleibt nur noch dass Anorganische. Das Belebende oder Lebende, dass den Organismus ausmacht, existiert nicht mehr. Organ aus dem griechischen übersetzt heißt Werkzeug. Ein Organismus ist somit ein belebter Werkzeugkasten, bestehend aus den Werkzeugen wie Herz, Lunge, Leber, Haut, Magen, Füßen, Ohren, Augen, Nase, Mund usw.. Die Werkzeuge sind tote Materie, wenn der Körper nicht mehr belebt ist. Die Psyche (griechisch) ins Deutsche übersetzt heißt Seele. Es gibt zwei Zustände der derzeitigen Seele, den Zustand der Ruhe und den Zustand der Bewegung. Den Zustand der Bewegtheit nennen wir Emotionen. Der Geist (Gedanken) schwimmt auf den Emotionen und kann die Emotionen durch Erkenntnis beeinflussen.

Die Entwicklung der Götterwelten zum Geist und zur Seele

Betrachten wir die Götterwelt der Germanen, so sind die obersten Götter Repräsentanten von Naturgewalten zum Beispiel Donar als Gott des Gewitters, des Blitzes und des Donners. Unser heutiges deutsches Wort Donner ist von Donar abgeleitet. In einer gewissen Weise sind die Götter in fast allen Religionssystem hierarchisch angeordnet zu mindestens was den obersten Gott angeht. Bei den Germanen ist es entweder Wotan oder Odin (Gott des Odem, des Atems oder Hauchs) der Donar übergeordnet ist.

Der oberste Gott der Griechen ist Zeus, hervorgegangen aus dem Chaos (der Ruhe) und Tantalos (der Unruhe), die seine Eltern Rhea und Kronos schufen. Ein Repräsentant der Naturgewalten ist Poseidon, der Gott des Meeres. Eine der höchsten Göttinnen ist Athene (Kopfgeburt des Zeus). Athene repräsentiert einen moralischen Wert, die Gerechtigkeit mit dem Symbol der Waage.

Besonders bevorzugte körperliche Eigenschaften, wie die der Schönheit wurden durch Aphrodite (weibliche Schönheit) und Apoll (männliche Schönheit) symbolisiert. Götter für die menschlichen Triebe sind Eros(Gott der körperlichen Liebe, des Lebens) und Thanatos (Gott des Todes). Diese benutzte der Begründer der Psychologie, Freud bezüglich seiner Triebtheorie. Freud unterschied zwei Triebe, den Lebenstrieb, den er auch als Eros bezeichnete und den Todestrieb, den er als Thanatos bezeichnete.

Der Lebens- bzw. Liebestrieb(Eros) und der Todestrieb (Thanatos) führen zu der Troika der indischen Götterwelt, Vischnu, Shiva und Brahman. Vischnu (Eros) wird als Schöpfer des Lebens aufgefasst, der Gott, der das Leben entstehen lässt und Shiva (Thanatos) ist der Zerstörer, der Gott der das Leben vergehen lässt. Über Vischnu und Shiva steht Brahman, der den Geist repräsentiert. Es gibt in der indischen Götterwelt, den Gott Krischna, der Sohn bzw. die Inkarnation Vischnus. Krischna lehrt Ajuna in der Bhagavadgita die richtigen Handlungsweisen.

Die indische göttliche Troika und Krischna geleiten zu der göttlichen Dreifaltigkeit des Christentums. Gottvater als Schöpfer, der Heilige Geist und Jesus Christus. Christus im griechischen Christo (Chrischto ausgesprochen) ist als Wort und der Intonation sicherlich verwandt mit dem Wort Krischna und seiner Aussprache. Christus ist der fleischgewordene Sohn, die Inkarnation des Schöpfers, Gottvaters. Die Geschichte des Christentums ähnelt frappierend, der indischen. Christus der fleischgewordene Gottvater symbolisiert den Körper des Menschen. Der Heilige Geist repräsentiert den Geist bzw. das Bewusstsein des Menschen. Was symbolisiert Gottvater? Einige Jesuiten sind der Meinung, unter Gottvater ist die Seele des Menschen zu verstehen. Unter Zuhilfenahme der Logik könnte man zu dem Schluss kommen, dass der Mensch aus drei wesentlichen Teilen besteht, dem Körper, dem Geist (Bewusstsein) und der Seele. Anzumerken sei, dass der Geist häufig das Bewusstsein und die Seele die Emotionen und Gefühle umfasst. Hier wird im weiteren davon ausgegangen, dass der Geist das Bewusstsein ist und die Gedanken umfasst. Die seelischen Prozesse gekennzeichnet durch Gefühle sind davon getrennt. In der Vernunft nach Cusano können sich Gedanken und Gefühle zu einer geistigen Seele im Menschen zusammenfinden.

Vergleicht man das indische und das christliche Göttersystem, so werden zwei interessante Fragen aufgeworfen.

Welcher Zusammenhang könnte zwischen indischen und christlichen Göttern bestehen?

Gibt es Unterschiede in der Hierarchie der indischen und christlichen Götter?

Zu der Frage des Zusammenhangs: Vischnu als Schöpfer des Lebens könnte man mit Gottvater. gleichsetzen und Brahman als geistiger Gott der Inder mit dem Heiligen Geist. Der Zerstörer Shiva, der neutral das Vergehen des Lebens symbolisiert findet sich in der christlichen Welt als böser Teufel und als Gegenspieler Gottvaters (siehe dazu Zarathustra) wieder. Jesus Christus (Krischna) als Symbol für den Körper, der fleischgewordene Gottvater ist in der Dreifaltigkeit zum Gott erhoben. Die drei Götter de des Christentums symbolisieren die drei Teile des Menschen.

Gottvater, die Seele - Vischnu

Der Heilige Geist(das Bewusstsein), die Gedanken – Brahman

Jesus Christus der Körper - Krischna

Der Teufel als Gegenspieler Gottvaters ist negativiert – Shiva (neutral)

Zur zweiten Frage der Hierarchie der Götter.

Brahman, der heilige Geist (die geheiligten Gedanken) ist in der Trilogie der indischen Götterwelt der höchste Gott. In der christlichen Dreifaltigkeitstrilogie ist Gott Vater Repräsentant der Seele, Gefühle, Emotionen bzw. Psyche, der höchste Gott.

Bevor der Zusammenhang bzw. die gegenseitigen Beeinflussung von Gedanken (Geist) und Gefühlen (Emotionen) erläutert wird, seien kurz die Götter zwei anderer Religionen erwähnt.

Höchste Gott der Götterwelt der Römer war Jupiter, Gott der Sonne. Ein weiterer hoher Gott, Mars als Gott des Krieges spielte bei den Römern eine bedeutende Rolle. Um 500 vor Christi für die Verteidigung des bedrängten Roms, die von Norden von den Etruskern und von Süden von den Griechen in ihrer Existenz bedroht wurden. Im weiteren zum Aufbau einer imperialen Macht.

Nach fast 1000 Jahren verlor Mars, der Kriegsgott seinen Einfluss und wurde durch das Christentum abgelöst.

Der Buddhismus kennt keinen Gott nur den Propheten Buddha. Dennoch gibt es ein göttliches Ziel, die Erkenntnis und das Erreichen der heiteren Gelassenheit.

Welche Bedeutung dem islamischen Allah zuzumessen ist, ist mir nicht bekannt. Vielleicht hat er die Bedeutung der Vereinigung von Geist (Gedanken) und Seele (Gefühlen).

Die Gefühle in der Form von Intuition und Instinkt steuern das organische Leben bzw. das kollektive Verhalten der Gattungen. Expansion und Kontraktion der Gattungen sowie ihr Zusammenleben. Insbesondere wird das Verhältnis der Tiere inklusive Menschen untereinander durch Flucht und Aggression bestimmt. Ausdehnung, Rückgang sowie das Aussterben von Gattungen ist umweltabhängig. Pflanzen und Tiere inklusive der Menschen bilden das organische

System, das durch die Gefühle gesteuert und vom Geist, den naturwissenschaftlichen Gesetzen der Umwelt bestimmt wird. Die anorganische und organische Welt ist durch die naturwissenschaftlichen Gesetze des Geistes bestimmt. Die Gefühle sind den meisten heutigen Menschen nur zum Teil bekannt (unbewusst) somit auch ihre Ordnung und ihre Funktionen. Damit sind die psychischen Vorgänge einer naturwissenschaftlichen Betrachtung entzogen. Alles was dem menschlichen Bewusstsein nicht zugängig ist, wird von den Menschen, so zeigen die vergangenen Götter, als unerklärlich und damit göttlich angesehen. Wie die psychischen Vorgänge, so sind die Vorgänge des Bewusstseins (Geist) dem heutigen Menschen größtenteils verschlossen. Durch die naturwissenschaftlichen Gesetze ist im Sinne von Heidegger eine Lichtung zu schlagen, die aber nur einen kleinen Einblick in die Funktionsweise des Geistes und der Psyche gibt.

Der Geist regelt die Struktur und Zusammenhänge des Organischen und Anorganischen. Zusätzlich, dem Geist untergeordnet wird das Leben, das Organische durch psychische, emotionale bzw. gefühlsmäßige (seelische) Prozesse geregelt.

Aus den Ausführungen ergeben sich im Sinne Heideggers, „eine Lichtung in das Bewusstsein zu schlagen" folgende Aufgaben:

Welche Struktur und Funktionen hat der Geist hinsichtlich der Untersuchung der Phänomene des Bewusstseins?

Welche Struktur und Funktionen haben die Emotionen, Gefühle bzw. psychischen Prozesse?

Welchen Zusammenhang gibt es zwischen Geist (Gedanken) und Gefühlen.

Psychische Gesundheit und Psychopathologie

Was mich zu den Ausführungen bewegte ist, dass weder in der Philosophie noch in der Psychologie und ihren psychotherapeutischen Verfahren eine Systematisierung und Klassifizierung von Gefühlen so gut wie nicht vorhanden ist. Auffällig ist auch, dass die Psychologie als Erkenntnisgegenstand, die Gefühle definiert aber die Gefühlszustände und – abläufe nicht zum Gegenstand ihrer theoretischen Erkenntnis erklärt. Weder die Sprache der professionellen Psychologen noch die alltägliche Sprache benutzt häufig Gefühls bezogene Wörter. Die Menschen werden häufig als forsch, depressiv, manisch, zurückhaltend, sympathisch, unsympathisch usw. bezeichnet. Wörter wie liebevoll, traurig, schmerzlich, hasserfüllt, mutig, ängstlich werden dagegen seltener benutzt. Die gefühlsmäßigen Zustände werden eher tabuisiert und durch sachliche Ausführungen überspielt oder nicht zugelassen. Filme oder Musik werden benutzt, um sich die dargestellten Gefühle anzusehen, anzuhören oder sich auch von ihnen in andere Gefühlszustände zu bringen. Die zwischenmenschlichen Äußerungen hinsichtlich der Gefühle werden eher als Bedrohung oder als ein zu nahe tretend, aufgefasst. Sich beruhigen oder Gelassenheit zu erreichen, das scheint ein Gebot der Stunde zu sein. Viele Menschen gehen Entspannungstechniken wie Yoga, Meditation usw. nach, andere finden ihre Ruhe in den Religionen, wieder andere treiben Sport um ihr seelisches und geistiges Gleichgewicht wiederzufinden.

Die Psycho-Neuro-Immunologie hat mit empirischen Untersuchung festgestellt, dass geistige und emotionale Haltungen Transmitter in Form von Cortokoiden und Adrenalin freisetzen, die die

Krebszellen, Allergien und Autoimmunkrankheiten beeinflussen. Die Vertreter der Psycho-Neuro-Immunologie haben empirisch festgestellt, dass der regelmäßige Kirchgang bzw. die regelmäßige Ausübung religiöser Praktiken, wie beten in allen Religionen zu einer Verlängerung des Lebens bis zu 23 % führen können.

Es gibt über 1000 Therapieverfahren und fünf große psychologische Strömungen, die Psychoanalyse, Verhaltenspsychologie, Humanistische Therapieverfahren, Transpersonale Psychologie und Biopsychologie. Die Biopsychologie verwendeten Medikamente, wie Neuroleptika, Antidepressiva (Stimmungsaufheller) und Tranquelizer (Beruhigungsmittel), die durch die körperliche Einwirkung die Botenstoffe verändern und auf die Gefühlslage einwirken. Die anderen vier Verfahren versuchen die emotionalen Zustände und Abläufe durch das Bewusstsein zu verändern. Zur Zeit werden über 90 % aller psychischen Erkrankungen mittels der Biopsychologie also durch Medikamentenverabreichung behandelt. Die Behandlung durch Medikamente ist aufgrund der Kostengünstigkeit und der Schnelligkeit das Mittel der Wahl. Mittels der Medikamente werden die funktionalen und sozialen erforderlichen Verhaltensweisen wiederhergestellt. Nachhaltig ist das Verfahren nicht! Die Ursachen der psychische Störung werden nicht beseitigt. Es erfolgt keine Heilung. Lediglich die Symptome, die zu einer sozial auffälligen oder geminderten Arbeitsfähigkeit führen, stellen sich nicht mehr ein. Der Mensch kann seiner Arbeit nachgehen und ist mehr oder weniger sozial unauffällig.

Die Bewusstseins orientierten psychotherapeutischen Verfahren sind kostenintensiv, häufig langwierig und lösen das Problem in vielen Fällen nicht.

Die im Vorwort angesprochene mangelnde gefühlsorientierte Sprache der professionellen Psychologen, Psychiater usw. möchte ich hinsichtlich ihrer psycholdiagnostischen Aussagen verdeutlichen. Es wird nicht definiert mit den Worten der Patient ist traurig, geplagt von Schmerzen, wütend, hasserfüllt, emotional verletzt usw. Somit kann auch nicht nach den Ursachen der gefühlsmäßigen Zustände geforscht werden.

Die psychodiagnostischen Bezeichnungen lauten: Schizoid, schizophren, depressiv, manisch, ADS, ADHS oder eine, die ich kürzlich hörte, schizoaffektive Hypomanie. Schizoaffektive bedeutet, dass der Mensch wütend oder aggressiv ist und zwar aus einem inneren Zustand heraus. Seine wütende oder aggressive Art wird nicht als angemessen bezüglich der Umweltsituation angesehen. Es ist nicht erkennbar für den Außenstehenden warum der Mensch in dieser Situation wütend oder aggressiv ist. Wut und Aggression sind sozial verpönt und nur in Ausnahmefällen akzeptiert. Betrachten wir die Hypomanie so bedeutet Hypo ins Deutsche übersetzt unter, Manie oder manisch bedeutet, zu schnell, euphorisch, sehr unruhig, zu fröhlich. Auf meine Nachfrage bei dem Psychiater, wie er auf diese Diagnose kommt, erhielt ich die Antwort: Der diagnostizierte Mensch sei sehr sprunghaft in seinen Gedanken, bleibt nicht beim Thema und gibt Antworten die nicht zu den Fragen passen. Der Außenstehende hat den Eindruck, dass die Ausführungen des Menschen unzusammenhängend sind. Die Unruhe und Schnelligkeit bezieht sich nur auf die gedanklichen Prozesse. Äußerlich bzw. gefühlsmäßig ist der Mensch ruhig, nicht euphorisch und nicht zu fröhlich. Das Gegenteil ist der Fall. Der Mensch ist er traurig, ängstlich, die Freude ist ihm verboten. Die Folge davon ist Wut, Aggression und Zorn. Sozial nicht erlaubte Freude, sowie Trauer, Angst und Wut, dieses Gemisch erzeugt die sprunghaften Gedanken. Die Gedanken und ihre Aussagen werden durch dieses Gefühlsgemisch gesteuert und führen ein Eigenleben, das den Menschen daran hindert, die Gedanken zu ordnen und bei einem Thema zu bleiben.

Der therapeutische Prozess kann nur gelingen, wenn in der Diagnose als auch in der Therapie mit Gefühlsbegriffen gearbeitet wird, die dem Klienten und dem Therapeuten bewusst werden, sowie Beziehungen der Gefühle untereinander analysiert und verdeutlicht werden. Für die medikamentöse Behandlung nutzen die Begriffe, schizoaffektiv und Hypomanie. Für den Bewusstwerdungs- und Heilungsprozess haben Sie nur geringe Bedeutung.

Bisher beschäftigten wir uns mit den psychischen Krankheiten, deren Diagnosen und Therapieverfahren.

Wie wird psychische Gesundheit in der Psychologie definiert? Die Analyse der Definition der psychischen Gesundheit verdeutlicht warum einer Sprache der Gefühle die Psychodiagnostik und die Psychotherapie zu einer Verbesserung ihrer therapeutischen Ergebnisse führen kann.

Eine häufig verwendete Definition der psychischen Gesundheit ist, die Kongruenz eines seelisch gesunden Menschen. Kongruenz bedeutet:

Verstehen der Umwelt und sich selbst

Handeln (In Beziehung setzen)

Bedeutung des individuellen Handelns

Anmerkung: Von Gefühlen und Emotionen ist hier nicht die Rede.

Verstehen der Umwelt und sich selbst

Der psychisch gesunde Mensch ist kongruent, wenn er in der Lage ist seine individuelle und soziale Umwelt zu verstehen und sich in Bezug auf diese Umwelt selbst versteht. Versteht er diese Umwelt nicht, weil er zum Beispiel, die Sprache nicht versteht oder die geforderten Handlung bzw. Anforderungen, so ist das laut dieses Definitionskriteriums, der erste Schritt zur psychischen Krankheit. Die meisten sozialen Prozesse geschehen durch einen unbewusst ablaufenden Gefühlsprozess.

Auf der Bewusstseinsebene werden sachliche Themen erörtert. Bevor dies geschieht, wird unbewusst eine gemeinsame Gefühlsbasis hergestellt. Dies geschieht in einer sehr komplexen Weise. Äußerliche Merkmale, wie die Kleidung, das Auto, die Wohn- oder Geschäftslage,die

Raumausstattung, die Atmosphäre, die von den Räumen ausgeht, die Vorerfahrungen, die Mimik, die Tonlage, die Gestik, die Körperhaltung, die Gesprächsführung und nicht zuletzt, die ausgestrahlten Gefühle bestimmen gemäß den Erwartungen und Werten, die unbewusst gefühlte Einstellung zu dem anderen. Das bewusste Verstehen hinsichtlich dieser vielfältigen Einflüsse erfordert eine hohe geistige Leistung und Erfahrung. Die meisten Menschen bleiben viele dieser Einflüsse verborgen. Es bilden sich Subsysteme mit gemeinsamen Werten und Symbolen, die sich massiv von anderen Subsystem abgrenzen. In unseren Gesellschaften sind klassische Subsysteme

Arbeitgeber und Arbeitnehmer, aber auch Künstler und Intellektuelle, gewerbliche Arbeiter und Angestellte sowie die Medienbeschäftigten, Akademiker und Nichtakademiker. Grüne, Sozialisten und Konservative sowie Liberale.

Die jeweiligen Gruppen sind geprägt von gemeinsamen Werten, Überzeugungen, Einstellungen und besonders durch gemeinsame Gefühle. Konservative sind geprägt von Bewahrung, Angst vor Veränderung und dem Fortsetzen des bisher erfolgreichen Weges. Die Sozialisten und Konservativen bilden hier eine Gemeinschaft, wobei die Soziallisten, aus der Not heraus oder der gefüllten Not heraus, die materielle Verbesserung als besonders wichtig ansehen. Die Grünen wollen eine Veränderung, die sich auf die Umwelt aber nicht auf eine psychologische Verbesserung richtet. Die Liberalen streben die Freiheit an, die sich auf ökonomische, individuelle und soziale Freiheit bezieht, nicht jedoch auf die psychische Freiheit.

Die psychische Freiheit streben die Existenzialisten an. Diese Spezies gab es in den sechziger und siebziger Jahren des 20. Jahrhunderts als kleine Gruppe, die damals einen größeren medialen Einfluss hatte. Die Existenzialisten, nach psychischer Freiheit strebend, kommen heute als gesellschaftliche Kraft aufgrund des systemischen Drucks nicht mehr vor. Die Globalisierung und der Kampf um die besten Plätze lässt eine Entwicklung der Psyche nicht mehr zu. Zur Entwicklung der Psyche und der Bewusstwerdung von Gefühlen und ihren Wirkungen benötigen wir Zeit, viel Zeit! Diese Zeit ist aufgrund des Drucks der Globalisierung und der Ökonomisierung dieser Welt nicht mehr vorhanden. Somit haben wir Abschied genommen von der Entwicklung unserer Psyche

und der psychischen Freiheit. Nur wenn die Funktion und die Arbeitsfähigkeit eingeschränkt sind, müssen wir uns Zeit nehmen. Wenn wir Medikamente nehmen benötigen wir weniger Zeit, um unsere Psyche gerecht zu werden. Unsere Psyche verstehen wir immer weniger!

Handeln (In Beziehung setzen)

Versteht der Mensch die Umwelt nicht, so ist es ihm nicht möglich eine sozial akzeptierte Handlung oder Beziehung durchzuführen. Verstehe ich die Gefühle meines Gegenübers nicht oder meine eigenen Gefühle, so kann ich nur begrenzt oder gar keine Handlungen durchführen bzw. mich nicht in Beziehung setzen zu meiner Umwelt. Traurige Gefühle (Depression), wütende Gefühle (Aggression) oder starke Unruhe (ADS) behindern mich um sozial akzeptierte Handlungen durchzuführen. Gemeinsame unbewusste Gefühlsbasen der Subsysteme lassen die Menschen in dem jeweiligen Regelwerk handlungsfähig bleiben. Das gilt so lange, bis das Regelwerk des Subsystems nicht entscheidend verletzt wird.

Bedeutung des individuellen Handelns

Verstehen der Umwelt und sich selbst und sich mit dieser Umwelt in Beziehungen setzen bzw. Handlungen vollziehen zu können kennzeichnet die Notwendigkeit um psychisch gesund zu sein, ist aber nicht hinreichend. Notwendig und hinreichend diese Begriffe kennen wir aus der Mathematik. Bedeutung finden wir in den Subsystemen und ihren Regelwerken. Anerkennung, nicht obdachlos werden, eine gute Position, eine Familie zu ernähren, uns fortzupflanzen, an einen Gott zu glauben, in einer Religionsgemeinschaft aufgehoben zu sein, Arbeit zu haben, eine Familie zu haben, das gibt uns alles Bedeutung hinsichtlich unserer Handlungen. Die Logotherapie aber auch die Existenzialtherapie bieten hier Hilfestellungen.

Wer also seine Umwelt nicht versteht oder keine Handlungen in der Umwelt vornehmen kann die zusätzlich für ihn von Bedeutung sind, ist psychisch nicht gesund. Wer sich selbst und seine Umwelt versteht, in seiner Umwelt handeln kann und diesem Handeln Bedeutung zumisst, ist psychisch gesund.

Die Definition der Kongruenz bezüglich des Verstehens, Handelns und seiner Bedeutung ist sicherlich eine kluge Definition. Der Hintergrund dieser Definition ist ein in einem sozialen Regelwerk funktionierender, arbeitender und hinsichtlich des Regelwerks des Subsystems angepasster Mensch. Aussagen über die Gefühle oder die Emotionen sind hier gut wie nicht enthalten.

Eine Arbeitsdefinition, die die Sprache der Gefühle nutzt wäre:

Ein psychisch gesunder Mensch kann alle reinen Gefühle bei sich selbst und anderen erkennen und ausdrücken.

Positive   -   negative

Liebe   -   Hass

Freude   -   Trauer

Mut   -   Angst

Wohl sein,
schmerzlos? - Schmerz   ? Gibt es andere Begriffe?

Gelassenheit? - Wut   -   ? Gibt es andere Begriffe?

Lust ?   -   Leid ?

IV.) Gott und seine Erscheinungsformen

Prolog

Gott und Seele bei den alten Ägyptern

Seele und Psyche als Gotteserkenntnis

Sprachliche Betrachtungen (Latein,römisch (Emotion)

Religiöse Vorstellungen und ihre Verbindungen zur Seele

Die Entwicklung der Götterwelten zum Geist und zur Seele

Mohammeds drei Offenbarungen

Der Ursprung des emotionalen Feldes

Religiöse Erklärung (Ein Gottesbeweis)

Nicht religiöse Erklärung

Prolog

Der Lehrer des Yogi, Yoganand, Sri Yukiswar definierte Glück als Liebe und Freude.

Eudämonie im Deutschen als Glück bezeichnet, kann man wie folgt ableiten: Eu als Vorsilbe bedeutet, wohl, schön oder gut. Das Wort Daemon bedeutet, Mittler zwischen der höheren, unsichtbaren oder unbewussten Welt (Gott) und dem Menschen.

Wir müssen uns jetzt die Frage stellen: Was ist der Mittler oder sind die Mittler zwischen uns und der höheren, unsichtbaren und unbewussten Welt?

Gott und Seele bei den alten Ägyptern

Vor ca. 3350 Jahren entstand die Idee eines ägyptischen Pharaos mit dem Namen Echnaton, es gebe nur einen Gott. Der Sonnengott, des Sonnenuntergangs Amon Re sollte durch Aton, den Gott des Sonnenaufgangs ersetzt werden. Die Vielgötterei sollte damit ein Ende finden. Ob Aton als Sonnengott anzusehen ist oder als Lebensenergie in Form der Seele, ist strittig. Zu diesem Zeitpunkt möglicherweise aber weit davor entstand bei den Ägyptern die Idee des Lebens nach dem Tod.

Spätestens um 1350 vor Christi unterschieden die Ägypter drei Formen der Seele: Ach, ka und ba.:

Ach bedeutet die Leuchtkraft der Seele (Geist, Gedanken) .

Ka ist die Lebensenergie(Psyche, Seele, die den Körper belebt und die in das Jenseits zurückgekehrt)

Ba, das sind die Erscheinungen der Emotionen also Angst, Trauer, Freude, Schmerz usw.

(Vgl. Tutanchamon, S. 233, 2000, Herausgeber, Valeria Manferto De Fabianis,Laura Accomazzo, Kai Müller Verlag, Köln, Deutschland)

Entweicht mit dem Tod des Körpers der jenseitige Teil der Seele, der das Organische belebt, ausmacht und definiert, sowie sich vom Anorganischen zentral unterscheidet, so existiert die Seele, wie auch immer, weiter. Ist dieser Teil im Organismus nicht mehr vorhanden, so verbleibt nur noch dass Anorganische. Das Belebende oder Lebende, dass den Organismus ausmacht, existiert nicht mehr. Organ aus dem griechischen übersetzt heißt Werkzeug. Ein Organismus ist somit ein belebter Werkzeugkasten, bestehend aus den Werkzeugen wie Herz, Lunge, Leber, Haut, Magen, Füßen, Ohren, Augen, Nase, Mund usw.. Die Werkzeuge sind tote Materie, wenn der Körper nicht mehr belebt ist. Die Psyche (griechisch) ins Deutsche übersetzt heißt Seele. Es gibt zwei Zustände der derzeitigen Seele, den Zustand der Ruhe und den Zustand der Bewegung. Den Zustand der Bewegtheit nennen wir Emotionen. Der Geist (Gedanken) schwimmt auf den Emotionen und kann die Emotionen durch Erkenntnis beeinflussen.

Seele und Psyche als Gotteserkenntnis

Die Seele. Aus dem alt germanischen abgeleitet, die aus dem Wasser kommende.

See gleich Wasser. Le gleich kommend.

Psyche: aus dem altgriechischen abgeleitet, bedeutet, das Innere des Korns. Das woraus Baguettbrot gebacken wird.

Das Korn, das Jahre, vielleicht Jahrhunderte in der Wüste liegt, wenn Wasser drauf fällt entsteht das Leben nämlich eine Pflanze.

Die Psyche beschäftigt sich mit den Gefühlen. Das lateinische Wort für Gefühle lautet Emotionen.

Wir denken, dass unsere Gedanken, unsere Logik uns leitet.

Doch unterbewusst bzw. unbewusst leiten uns die Emotionen bzw. Gefühle.

Sprachliche Betrachtungen (Latein,römisch (Emotion))

Im lateinischen bedeutet Emotion etwas der Seele bzw. Psyche, denke ich, verwandtes. Definieren wir das diesseitige der Seele, Emotion ins Deutsche übersetzt, Das Bewegte, Das Bewegende oder das aus der Ruhe heraus bewegte. E bedeutet im lateinischen heraus, movere bedeutet, bewegen. Das kann man gleichsetzen durch das Wort herausbewegt. Woraus herausbewegt. Aus der Ruhe! Zur Erinnerung, im englischen heißt bewegen, to move.

Nachdem die griechische und germanische sprachliche Bedeutung der Seele und Psyche, Aussagen über den Ursprung der Seele, Wasser, Innere des Korns gemacht haben, beschreibt das lateinische Wort Emotion Eigenschaften des diesseitigen Teils der Seele, ihre Bewegung, Bewegtheit.

Betrachtet man das Wort genau Emotion E gleich herraus, movere gleich bewegt, so gebietet die Logik aus der Ruhe heraus bewegt.

Nimmt man, die aus der Sprache des lateinischen abgeleiteten Thesen an, so gibt es zwei diesseitige Zustände der Seele: Erstens den Ruhezustand und zweitens den bewegten oder bewegenden Zustand. Der Bezug zum hinduistischen Wort Atman (der Hauch) können wir bezüglich der Emotion, des Herausbewegten, ebenso ziehen. Der Hauch, ein Kind des Windes, bewegt etwas in der körperlichen, materiellen Welt. Ich werde später bei Atman wieder anknüpfen.

Verlassen wir vor erst in diesseitigen Teil der Seele und wenden uns der verwunschenen, verborgenen, religiösen und jenseitigen Teil der Seele zu.

Die Religionen haben viele Begriffe für den jenseitigen Teil der Seele, dem Bewohner des Himmels.

Religiöse Vorstellungen und ihre Verbindungen zur Seele

Das älteste und schriftlich gut erhaltene Religionssystem der Welt ist das indische System. Sicherlich gibt es bei den Sumerern und Babyloniern auch Götter zum Beispiel Baal. Eine schillernde Figur. 5000 Jahre vor unserer Zeit oder in Ägypten Osiris,Isis und Seth. Ca. 6000 Jahre vor unserer Zeit. Die Städte wie Jericho besaßen bestimmt auch Götter. Diese sind vor ca. 11.000

Jahren entstanden.

Die Götterwelt des Hinduismus ist in den Veden und Uphanishaden beschrieben. Ohne die Vielzahl der Götter des hinduistischen Himmels in der Arena erscheinen zu lassen, seien drei große zentrale Götter genannt. Shiva, Vischnu und Brahman. Neben diesen großen Zentralgöttern gibt es Kali, eine weibliche Gottheit mit einer dunklen, neben einer hellen Seite, wobei diese schwarze Seite der Seele auch in Shiva hineininterpretiert werden kann.

Vischnu und Brahman sind für die Menschen positive, reine und gestaltende Götter. Vor Shiva fürchten sich die Menschen. Deshalb wird er, um ihn nicht zu verärgern, sehr verehrt und ehrfürchtig angebetet. Auch der Elefant – Ganescha (Der Gott der Schar oder Masse), spielt eine große Rolle.

Shiva repräsentiert als Gottheit, den Zerstörer.

Shiva hat keine dunkle Seite der Macht wie Kali. Shiva bedeutet, Vergehen des Lebens, alles was entsteht, vergeht auch. Übrigens Lebendes, organisches wie Nichtlebendes, anorganisches vergeht.

Das Sterben, das Vergehen, das Zerstören, davor hat der Mensch Angst. Noch schlimmer ist es für den Menschen, wenn Shiva als Zerstörer auftritt und vor Ablauf der normal erwartenden Lebensdauer, zerstörerisch wirkt, sei es bezüglich lieb gewordener Gegenstände oder gar des eigenen Lebens oder eines bekannten oder geliebten Menschen. Vielmehr gewinnt die dunkle Seite der Macht, Einfluss. Geschieht die Zerstörung aus Habgier, Hass und Wut wirkt Kali mit.

Wenden wir uns dem griechischen Himmel und dessen Götterwelten zu, der uns zu einem weiteren etymologischen Ursprung der Seele führt.

Am Anfang war, nein nicht Zeus, sondern Rhea und Kronos die Eltern von Zeus (Vater der Götter) Hera (Zeus Ehefrau), Athene, (Göttin der Gerechtigkeit), Poseidon (Gott des Meeres), Apoll (Gott der männlichen Schönheit), Hades (Gott der Unterwelt), Eros (Gott der Sexualität, Liebe), Aphrodite (Göttin der weiblichen Schönheit).

Rhea und Kronos waren die Begründer der Götter, den Bewohnern des Olymps, der Berg auf dem die griechischen Götter wohnten. Der Himmel? Die griechischen Götter hatten Gelüste und Verhaltensweisen wie die Menschen. Allerdings gab es einen wesentlichen Unterschied. Die Götter können tun und lassen was sie wollen, die starben nicht, sie lebten ewiglich. Nur wenn es einer von ihnen zu toll trieb, dann tauchten Zeus, Athene oder Hera auf, um sie zur Ordnung zu rufen. So richtige Bestrafungsmittel hatten sie nicht.

Die Götter vermischten sich mit den Menschen und schufen Halbgötter wie die Psyche , da ist sie, die Halbgottheit oder Hermes der Götterbote oder die Liebe. Erzeugnisse zwischen Göttern und Menschen.

Nach diesem Kurzausflug auf den Olymp und seine griechischen Götter werden wir unsere Suche fortsetzen. Besuchen wir die balinesischen Götter. Wo wohnen Sie? Die Götter Balis wohnen auf dem höchsten Berg der Insel, dem 3700 m hohen Vulkan Agung. Welche Götter wohnen hier? Soweit mir bekannt ist, eher die guten. Die bösen Götter kommen aus dem Meer, insbesondere zu Nepi, dem balinesischen Neujahrsfest während dieser 24 h des neuen Jahres darf sich niemand auf der Insel außerhalb seines Hauses bewegen, kein Licht darf brennen, bzw. von der Straße aus gesehen werden, kein Flugzeug darf landen oder starten. Die Religionspolizei überwacht das Geschehen.

Warum gibt es auf Bali an Neujahr keinen Menschen und kein sichtbares Licht? Weil die Götter an Nepi , dem balinesischen Neujahr, gemäß ihres Glaubens, aus dem Meer auf die Insel kommen und wenn diese bösen Götter des Meeres keinen Menschen und kein Licht sehen, meinen sie, Bali sei unbewohnt. Somit ist für die bösen Götter Bali uninteressant. Sie können von keinem Menschen bösen Besitz ergreifen weil kein Mensch zu sehen ist. Die Insel ist unbewohnt. Die bösen Götter verschwinden im Meer. Es ist keine Beute zu machen. Bis in die Mitte der siebziger Jahre gab es am Meer von Bali keine Häuser. Das war zu gefährlich.

Auch der griechische Gott Poseidon wohnt nicht auf dem Olymp und als Gott des Meeres war er für seine Zeitgenossen kein angenehmer Gott. Odysseus, besonders auf seiner Fahrt von Troja nach Itaka, seinem Zuhause und das seiner Ehefrau Penelope, vor 2800 Jahren von Homer ausgeführt, kam Poseidons unangenehme Seite häufig zu spüren.

Nach unserem balinesischen Ausflug zurück nach Griechenland. Rhea und ihr Göttergatte Kronos erzeugten die griechische Götterwelt. Woher aber kamen nun Rhea und Kronos? Kennen wir die Geschichte nicht? Da war doch was! Adam und Eva erzeugten den Menschen oder nur Adam wer weiß, wer weiß? Was hat es mit der Rippe auf sich?

Laut griechischer Göttersage sind Gäa und Tantalus die Erschaffer, Schöpfer dieser Welt. Erinnern wir uns an Vischnu, dem Schöpfer der hinduistischen Götterwelt. Dieser Schöpfer der Creator wird immer wieder mit anderen Namen als Schöpfergestalt auftauchen. Osiris bei den Ägyptern, Gottvater bei den Christen, Vischnu bei den Hindus und Allah bei den Mohammedanern. Vor Gäa und Tantalus gab es das Chaos. Die Ruhe (Gäa) und die Unruhe (Tantalus) entstanden aus dem Chaos. Zwei Pole der Seele? In diesem Augenblick, so die griechische Sage bzw. Religion, beginnt das Leben. Eine Erklärung für die Seele, Psychologie, Emotion, Gefühle?

Gäa ist die Mutter, die Erde und die Ruhe. Ahaaaa!! Was ist Tantalus ? Gemäß griechischer Auffassung: Die Unruhe ob ich will oder nicht, mir fällt das Sanskrit Wort Tantra ein. Tantalus und Gäa begründen laut griechischer Sage, die lebendige und organische Welt. Sie begründen nicht nur die Götterwelt des Olymps, Zeus, Hera, Athene (Kopfgeburt des Zeus) usw. sondern auch die Zyklopen (einäugige Riesen), die Riesen, die Menschen , die Erinnyen usw. Begeben Sie sich auf die Suche.

Die Entwicklung der Götterwelten zum Geist und zur Seele

Betrachten wir die Götterwelt der Germanen, so sind die obersten Götter Repräsentanten von Naturgewalten zum Beispiel Donar als Gott des Gewitters, des Blitzes und des Donners. Unser heutiges deutsches Wort Donner ist von Donar abgeleitet. In einer gewissen Weise sind die Götter in fast allen Religionssystem hierarchisch angeordnet zu mindestens was den obersten Gott angeht. Bei den Germanen ist es entweder Wotan oder Odin (Gott des Odem, des Atems oder Hauchs) der Donar übergeordnet ist.

Der oberste Gott der Griechen ist Zeus, hervorgegangen aus dem Chaos (der Ruhe) und Tantalos (der Unruhe), die seine Eltern Rhea und Kronos schufen. Ein Repräsentant der Naturgewalten ist Poseidon, der Gott des Meeres. Eine der höchsten Göttinnen ist Athene (Kopfgeburt des Zeus). Athene repräsentiert einen moralischen Wert, die Gerechtigkeit mit dem Symbol der Waage.

Besonders bevorzugte körperliche Eigenschaften, wie die der Schönheit wurden durch Aphrodite (weibliche Schönheit) und Apoll (Gott der Ordnung, der Form und des Lichts), symbolisiert. Götter für die menschlichen Triebe sind Eros(Gott der körperlichen Liebe, des Lebens) und Thanatos (Gott des Todes). Diese benutzte der Begründer der Psychologie, Freud bezüglich seiner Triebtheorie. Freud unterschied zwei Triebe, den Lebenstrieb, den er auch als Eros bezeichnete und den Todestrieb, den er als Thanatos bezeichnete.

Der Lebens- bzw. Liebestrieb(Eros) und der Todestrieb (Thanatos) führen zu der Troika der indischen Götterwelt, Vischnu, Shiva und Brahman. Vischnu (Eros) wird als Schöpfer des Lebens aufgefasst, der Gott, der das Leben entstehen lässt und Shiva (Thanatos) ist der Zerstörer, der Gott der das Leben vergehen lässt. Über Vischnu und Shiva steht Brahman, der den Geist repräsentiert. Es gibt in der indischen Götterwelt, den Gott Krischna, der Sohn bzw. die Inkarnation Vischnus. Krischna lehrt Ajuna in der Bhagavadgita die richtigen Handlungsweisen.

Die indische göttliche Troika und Krischna geleiten zu der göttlichen Dreifaltigkeit des Christentums. Gottvater als Schöpfer, der Heilige Geist und Jesus Christus. Christus im griechischen Christo (Chrischto ausgesprochen) ist als Wort und der Intonation sicherlich verwandt mit dem Wort Krischna und seiner Aussprache. Christus ist der fleischgewordene Sohn, die Inkarnation des Schöpfers, Gottvaters. Die Geschichte des Christentums ähnelt frappierend, der indischen. Christus der fleischgewordene Gottvater symbolisiert den Körper des Menschen. Der Heilige Geist repräsentiert den Geist bzw. das Bewusstsein des Menschen. Was symbolisiert Gottvater? Einige Jesuiten sind der Meinung, unter Gottvater ist die Seele des Menschen zu verstehen. Unter Zuhilfenahme der Logik könnte man zu dem Schluss kommen, dass der Mensch aus drei wesentlichen Teilen besteht, dem Körper, dem Geist (Bewusstsein) und der Seele. Anzumerken sei, dass der Geist häufig das Bewusstsein und die Seele die Emotionen und Gefühle umfasst. Hier wird im weiteren davon ausgegangen, dass der Geist das Bewusstsein ist und die Gedanken umfasst. Die seelischen Prozesse gekennzeichnet durch Gefühle sind davon getrennt. In der Vernunft nach Cusano können sich Gedanken und Gefühle zu einer geistigen Seele im Menschen zusammenfinden.

Vergleicht man das indische und das christliche Göttersystem, so werden zwei interessante Fragen aufgeworfen.

Welcher Zusammenhang könnte zwischen indischen und christlichen Göttern bestehen?

Gibt es Unterschiede in der Hierarchie der indischen und christlichen Götter?

Zu der Frage des Zusammenhangs: Vischnu als Schöpfer des Lebens könnte man mit Gottvater. gleichsetzen und Brahman als geistiger Gott der Inder mit dem Heiligen Geist. Der Zerstörer Shiva, der neutral das Vergehen des Lebens symbolisiert findet sich in der christlichen Welt als böser Teufel und als Gegenspieler Gottvaters (siehe dazu Zarathustra) wieder. Jesus Christus (Krischna) als Symbol für den Körper, der fleischgewordene Gottvater ist in der Dreifaltigkeit zum Gott erhoben. Die drei Götter de des Christentums symbolisieren die drei Teile des Menschen.

Gottvater, die Seele - Vischnu

Der Heilige Geist(das Bewusstsein), die Gedanken – Brahman

Jesus Christus der Körper - Krischna

Der Teufel als Gegenspieler Gottvaters ist negativiert – Shiva (neutral)

Zur zweiten Frage der Hierarchie der Götter.

Brahman, der heilige Geist (die geheiligten Gedanken) ist in der Trilogie der indischen Götterwelt der höchste Gott. In der christlichen Dreifaltigkeitstrilogie ist Gott Vater Repräsentant der Seele, Gefühle, Emotionen bzw. Psyche, der höchste Gott.

Bevor der Zusammenhang bzw. die gegenseitigen Beeinflussung von Gedanken (Geist) und Gefühlen (Emotionen) erläutert wird, seien kurz die Götter zwei anderer Religionen erwähnt.

Höchste Gott der Götterwelt der Römer war Jupiter, Gott der Sonne. Ein weiterer hoher Gott, Mars als Gott des Krieges spielte bei den Römern eine bedeutende Rolle. Um 500 vor Christi für die Verteidigung des bedrängten Roms, die von Norden von den Etruskern und von Süden von den Griechen in ihrer Existenz bedroht wurden. Im weiteren zum Aufbau einer imperialen Macht.

Nach fast 1000 Jahren verlor Mars, der Kriegsgott seinen Einfluss und wurde durch das Christentum abgelöst.

Der Buddhismus kennt keinen Gott nur den Propheten Buddha. Dennoch gibt es ein göttliches Ziel, die Erkenntnis und das Erreichen der heiteren Gelassenheit.

Welche Bedeutung dem islamischen Allah zuzumessen ist, ist mir nicht bekannt. Vielleicht hat er die Bedeutung der Vereinigung von Geist (Gedanken) und Seele (Gefühlen).

Die Gefühle in der Form von Intuition und Instinkt steuern das organische Leben bzw. das kollektive Verhalten der Gattungen. Expansion und Kontraktion der Gattungen sowie ihr Zusammenleben. Insbesondere wird das Verhältnis der Tiere inklusive Menschen untereinander durch Flucht und Aggression bestimmt. Ausdehnung, Rückgang sowie das Aussterben von Gattungen ist umweltabhängig. Pflanzen und Tiere inklusive der Menschen bilden das organische System, das durch die Gefühle gesteuert und vom Geist, den naturwissenschaftlichen Gesetzen der Umwelt bestimmt wird. Die anorganische und organische Welt ist durch die naturwissenschaftlichen Gesetze des Geistes bestimmt. Die Gefühle sind den meisten heutigen Menschen nur zum Teil bekannt (unbewusst) somit auch ihre Ordnung und ihre Funktionen. Damit sind die psychischen Vorgänge einer naturwissenschaftlichen Betrachtung entzogen. Alles was dem menschlichen Bewusstsein nicht zugängig ist, wird von den Menschen, so zeigen die vergangenen Götter, als unerklärlich und damit göttlich angesehen. Wie die psychischen Vorgänge, so sind die Vorgänge des Bewusstseins (Geist) dem heutigen Menschen größtenteils verschlossen. Durch die naturwissenschaftlichen Gesetze ist im Sinne von Heidegger eine Lichtung zu schlagen, die aber nur einen kleinen Einblick in die Funktionsweise des Geistes und der Psyche gibt.

Der Geist regelt die Struktur und Zusammenhänge des Organischen und Anorganischen. Zusätzlich, dem Geist untergeordnet wird das Leben, das Organische durch psychische, emotionale bzw. gefühlsmäßige (seelische) Prozesse geregelt.

Aus den Ausführungen ergeben sich im Sinne Heideggers, „eine Lichtung in das Bewusstsein zu schlagen" folgende Aufgaben:

Welche Struktur und Funktionen hat der Geist hinsichtlich der Untersuchung der Phänomene des Bewusstseins?

Welche Struktur und Funktionen haben die Emotionen, Gefühle bzw. psychischen Prozesse?

Welchen Zusammenhang gibt es zwischen Geist (Gedanken) und Gefühlen.

Das Geheimnis des Heiligen Grals, gemäß Wolfram von Eschenbach, Parzival, übernommen von Epikur ist:

Die Freude des Körpers und die Ruhe der Seele (Emotionen, Gefühle)

Hinzuzufügen sei: Die Klarheit, Heiligkeit des Geistes

Als Kamel bezeichnete Nietzsche den Herdenmenschen, der gefangen in seinen Werten, die Last der Existenz trägt. Der Mensch als Löwe symbolisiert, überwindet den Drachen der Werte. Und er führt den Menschen zu seinem inneren Kind, das spielt. Das spielende Kind ist für Nietzsche das Ziel für den von seinen Werten befreiten Menschen.

Schopenhauer als Pessimist erklärt, dass es unmöglich sei im Kollektiv seine Individualität zu leben. Nur mittels Musik und Mitleid, so Schopenhauer, kann der Mensch in der unsinnigen Gesellschaft, sein nicht zu lösendes Leid, lindern.

Mohammeds drei Offenbarungen:

Erste Offenbarung: Lies: Mohammed sollte lesen lernen obwohl er es nicht konnte.

Zweite Offenbarung: Lass die alten Götter gelten.

Weitere Offenbarung: Die Nachtreise. Mohammed fliegt 1300 km von Medina nach Jerusalem. Dort trifft er die alten jüdischen und christlichen Propheten: Abraham, Jakob, Moses, Jesus usw. Anschließend durchschreitet er die sieben Himmel und trifft Allaah.

Von ihm erfährt er:

Die Einheit Gottes

Fünf Gebete am Tag

Sei tugendhaft

Aus der Vorstellung der arabische Stimme: Man ist ein Teil des heiligen arabischen Stammes wird die Überzeugung, wir sind alle gleich, wir sind alle heilig. Damit werden die arabischen

Stammesfehden von Mohammed für unwürdig erklärt.

Mit der Auffassung Mohammeds: ich bin einer von euch, ist Mohammed nur noch ein menschlicher Prophet, kein Gott. Mohammed will nicht mehr verehrt werden sondern nur noch als guter menschlicher Bote angesehen werden.

Islam ins Deutsche übersetzt bedeutet Hingabe an Allah. Salam bedeutet Frieden.

Weitere Besonderheiten: Die Juden rufen mit dem Horn zum Gebet. Die Christen rufen mit der Glocke zum Gebet. Der Islam ruft mit der menschlichen Stimme zum Gebet.

932 n. Chr. entscheidet Mohammed, den Bruch mit der Stammesverbundenheit (den heiligen arabischen Stamm) und somit mit der Vergangenheit.

Der Kampf gegen seine herrschenden Verwandten in Mekka gleicht dem Kampf von Krishna gegen seine Verwandten, der in der Baghawat Gita niedergeschrieben ist.

Der Kampf ist nur gegen die Unterdrückung erlaubt. Mohammed erlaubt nicht den Kampf gegen Andersgläubige.

Mohammed verbietet ebenso die Rache gegen andere. Damals die Rache zwischen den heiligen arabischen Stämmen oder gegen Abweichler.

Der Ursprung des emotionalen Feldes

Religiöse Erklärung (Ein Gottesbeweis)

Es wäre möglich über die naturwissenschaftliche Erkenntnis einen Gottesbeweis zu führen

Die Wärmelehre entwickelte den Satz der Entropie. Gemäß dem Satz der Entropie ist es nicht möglich, dass aus einem geschlossenen System Energie entweicht. Alle Energie bleibt erhalten. Die Verwandlung der Energie kann durch Druck und Temperatur geschehen. Niemals geht Energie ve rloren.

Wendet man diese Erkenntnis auf die Seele und die diesseitigen Aspekt der Seele, den Emotione an und nimmt weiter an, dass es sich bei der Seele und den Emotionen um ein Feld handelt mit den Polen Ruhe und Unruhe, so könnte man schließen, dass das Beleben durch dieses Feld geschieht. Geht man weiterhin davon aus, dass das Feld von außen in den Menschen (Organismus) eintritt, so wäre das Feld dafür verantwortlich, dass der Organismus lebt.

Anorganisches, darüber sind wir wohl uns alle einig, besitzt keine Lebensenergie. Ich wage mich weiter vor und sage keine Emotionen. Pflanzen und Tiere scheinen von diesen Emotionen vielleicht in verschiedenen Formen ebenso beseelt zu sein.

Wenn nun diese Lebensenergie von außen eintritt und nach dem Tode des Menschen oder Organismus wieder Austritt und man wendet den Satz der Energieerhaltung der Entropie an, so müsste diese Energie, handelt es sich um ein geschlossenes System, erhalten bleiben. Die Seele müsste in das Energiereservoir zurückkehren. Demzufolge gebe es eine höhere Macht, ein

Energiefeld, das außerhalb des Menschen und der Organismen bestehen müsste.

Nicht religiöse Erklärung

Eine weitere Möglichkeit wie anorganisches belebt wird, wäre folgende. Die aus Aminosäure bestehenden Molekülketten schließen sich zu einer RNA oder DNA zusammen, die Zelle wird durch Information gesteuert, das ergibt die neueste Krebszellenforschung.

Der Einzeller aus dem wir vermutlich laut wissenschaftliche Erkenntnis erschaffen sind, bindet Molekülketten so zusammen, dass Leben entsteht. Nehmen wir an, dass wie bei vielen Feldern, zum Beispiel dem elektrischen Feld bei dem zwei gegensätzliche Pole, plus und minus, ein elektrisches Feld erzeugen, ein ähnlicher Vorgang bei der Zusammenbindung der Molekülketten stattfindet. Anders gesagt, die sich bildenden Molekülketten des Einzellers erzeugen diese Pole und damit ein lebensenergetisches, emotionales Feld, mit seinen Polen Ruhe und Unruhe, so wäre der vorgenannte Gottesbeweis hinfällig.!!!!!!!!!!!!!!!!!!!!!

Unter der Voraussetzung, dass die Lebensenergie der Seele und der diesseitigen Emotion ein Feld ist, bleibt daher die Frage, ist dieses seelisch, emotionale Feld, ein Feld äußerlich der Moleküle die das Leben bilden, zu finden oder wird das Feld durch die Struktur der Moleküle erzeugt?

Mit Messgeräten ist es möglich emotionale Änderungen durch elektrische Hautwiderstandsmessungen, beispielsweise mittels Lügendetektor nachzuweisen. Die elektrische Ströme an der Körperoberfläche, der Haut werden ausgelöst durch emotionale Änderung. Ähnlich wie bei einem magnetischen Feld, dass das elektrische Feld beeinflusst sind solche Vorgänge zwischen dem emotionalen und dem elektrischen Feld möglich.

Es lassen sich möglicherweise beide Vorstellungen verbinden. Die Lebensenergie, " Ach „ der Alten Ägypter verbindet nicht nur die Menschen sondern alles Lebendige (Organische).

Gebundene Bücher bei Amazon erschienen.

Suchbegriff: Bücher Hubertus Ihn

Trauer Bd. 1

Theorie des Bewusstseins

Emotionen kontrollieren

Depressionen Trauer Bd. 2

E-Books, Hubertus Ihn, unter Amazon, Kindle zu finden

Kritische Theorie Bd. 1, von Adorno zur humanen Gesellschaft

Kritische Theorie Bd. 2, Empörung der Bürger

Kritische Theorie Bd. 3 / Theorie der kognitiven Psychologie unter Berücksichtigung der Phänomenologie

Kritische Theorie Bd. 4 / Theorie der Emotionen

Freude

Psycho in Athen (Ordysseus)

Sammelband Gefühle

Trauer Bd 1

Angst

Wut

Glück

Depression Trauer Bd 2

Theorie der Emotionen

Theorie der Kognitionen

Theorie des Bewusstseins

Theorie der Psychologie

Vita

Hubertus ihn unterrichtet seit über 30 Jahren an verschiedenen Universitäten (u.a. Leuphana, Lüneburg, Open University (Fernuniversität Hagen), Universität Göttingen, Philosophie, Psychologie, Unternehmensführung und Marketing.

Der Autor verfügt über eine pädagogisch orientierte Ausbildung in humanistischen Therapieverfahren der Universität Bremen. Inhalte: Gesprächstherapie nach Rogers, Gestalttherapie (Perls), Bioenergetik (Lowen), Transaktionsanalyse, Familientherapie (Satir) und Psychodrama (Moreno).

Außerdem besitzt er tiefgreifende Erfahrung in Meditation und dem 8 stufigen Raja Yoga, inklusive Hatha Yoga und Pranajama.

Als Berater ist Hubertus Ihn für verschiedene DAX und Dow Jones sowie kleinerer und mittelständischer Unternehmen tätig.

Weiterhin ist er Autor zahlreicher Publikationen in den Bereichen Marketing, Philosophie und Psychologie und Publikationen und Filmen über Psychologie und Unternehmensführung.

Leseprobe

Psycho in Athen (Ordysseus Götterdämmerung)

Eine abenteuerliche Reise durch die innere und äußere Welt der Gefühle und der Psyche.

Das ist ein im 20. Jahrhundert in Deutschland spielender Fortsetzungsroman mit Einschüben aus der Welt der Psychologie und Phänomene. Die Hauptfigur, Ordysseus wird in den 1950 er Jahren in Deutschland in einer gutbürgerlichen Försterfamilie Widerwillen geboren. Der Protagonist betritt nach dem Tod seiner Mutter das Land hinter den Spiegeln. Es beginnt die Odyssee der unvollkommenen Seele.

Emotionale Wellen mal pulsierend, mal changierend und mal elektrisierend, ergriffen Besitz von mir. Das Meer von Emotionen in Form von Wellen durchflutet mich. Meine Haut lud sich ab und zu auf. Luftbläschen stiegen in der Badewanne von meiner Haut auf . Vielleicht die elektrische Entladung? Die Wahrnehmungen spielten verrückt! Mal wurde die eine Hälfte meines Körpers heißer als die andere und umgekehrt.

Anfang Juni 1983 gerät er mehr oder weniger unfreiwillig zwischen die Fronten der Geheimdienste der verfeindeten Blöcke des Warschauer Paktes und der NATO insbesondere der UdSSR und den USA. Die Ängste von O und die gegenseitigen Ängste des KGB und der CIA sowie deren Regierungen vermischen sich. Lichterketten der Friedensbewegung durchziehen Deutschland.

O`s Angst und Psyche wird sechs Monate lang zum Kristallisation- und Dreh- und Angelpunkt des Weltgeschehens.

Atomblitz über Hamburg. Geheimdienstrangeleien in Athen. Fünf US amerikanische Interkontinentalraketen mit Atomsprengköpfen werden auf den Radarschirm eines sowjetischen Oberst sichtbar. Er hat Order ohne Rückfrage einen Gegenschlag anzuordnen.

Folgende immer wiederkehrende Träume begleiten das Geschehen:

Der in der Dunkelheit liegende Schießschartenbunker

Das kleine Zimmer mit den hohen Wänden und dem unerreichbaren, sonnenbeschienen Fenster

Das strubbelige, fratzenhafte und psychisch defekte Kind

Das Fliegen des Ordysseus, Ankunft in Ithaka

Ordysseus Götterdämmerung

Die vier Träume des Ordysseus

Der in der Dunkelheit liegende Schießschartenbunker

Das kleine Zimmer mit den hohen Wänden und dem unerreichbaren, sonnenbeschienen Fenster

Das strubbelige, fratzenhafte und psychisch defekte Kind

Das Fliegen des Ordysseus, Ankunft in Ithaka

Ordysseus Geburt

Die Psyche. Ein unbekanntes Ding! Gibt es sie überhaupt? Der Agnostiker sagt vielleicht. Der Atheist sagt nein. Der religiöse sagt ja. Gibt es Gott? Komplizierter wird die Angelegenheit bei Aristoteles. Der Gnosticker sagt ja. Der Psychoticker sagt vielleicht. Der Hyliker also ein reiner Materialist glaubt nicht an Gott. Die Psyche aus dem altgriechischen übersetzt, bedeutet: Das Innere des Korns. Werden die Schalen von dem Korn entfernt, bleibt der Kern erhalten. Aus diesem Inneren des Korns wird Baguett gebacken. Warum glaubten die alten Griechen, dass das Leben aus dem Korn entspringt? Sie hatten in der Wüste beobachtet, dass ein dort vergrabenes Korn, gießt man Wasser darauf, zu leben beginnt. Es grünt. Die alten Germanen bezeichnete die Psyche als Seele. Aus dem altdeutschen übersetzt, bedeutet Seele die aus dem Wasser kommende. Wirft man ein Korn in das Wasser, von dem die Germanen umgeben waren, so grünte es. Es entstand Leben.

Eine junge deutsche Frau in Siebenbürgen wohnte mutterseelen allein in einer Försterei. Das nächste Haus eines Waldarbeiters lag 500 m von ihrem Haus entfernt. Die entlaufenen, russischen Kriegsgefangenen versteckten sich in den Wäldern. Ihr Mann, der Förster hielt sie in Versailles auf und war für die Jagd des kommandierenden Generals der West Front zuständig. Allein umgeben von Franzosen. Wenn er schlief lag auf seinem Bett ein entsichertes Jagdgewehr. Beide hatten Hunde in ihrem Zimmer, die anschlagen sollten, wenn sich jemand nähern würde. Das junge Paar frisch verheiratet hatte Angst. Der Förster vor den französischen Partisanen, seine junge Frau, vor den russischen, entlaufenen Kriegsgefangenen.

1943 tobte der Zweite Weltkrieg in Europa. Hitler hatte 42 verfügt, dass alle arbeitsfähigen Frauen, die keine kleinen Kinder hatten, in die Fabrik zum Arbeiten gehen müssten. Lore entschied sich für Kinder. Franz kam 1943. Er wollte nicht auf diese Welt und starb innerhalb eines halben Tages. Wolfgang kam 1944. Meinte ebenso: Keine guten Aussichten und starb nach drei Tagen. Herbert kam 1945. Auf der Flucht bei Verwandten in Magdeburg erblickte er die Welt und blieb. Im Käsewagen hinter Kisten versteckt, gelangten Mutter und Kind über die Grenze der russischen Zone. In der englischen Zone, in Bad Harzburg angekommen, erwartete sie der Förster. Nach einer sechswöchigen Gefangenschaft bei den Amerikanern am Bodensee war er durch Deutschland in den Harz geradelt und hatte als Förster bereits eine neue Anstellung. Polnische Kriegsgefangene hatten den bisherigen Förster und seine Familie erschlagen, nachdem dieser noch die alten Nazimanieren an den Tag gelegt hatte.

O und der Ursprung der Seele oder des emotionalen Feldes

Religiöse Erklärung (Ein Gottesbeweis)

Es wäre möglich über die naturwissenschaftliche Erkenntnis einen Gottesbeweis zu führen

Die Wärmelehre entwickelte den Satz der Entropie. Gemäß dem Satz der Entropie ist es nicht möglich, dass aus einem geschlossenen System Energie entweicht. Alle Energie bleibt erhalten. Die Verwandlung der Energie kann durch Druck und Temperatur geschehen. Niemals geht Energie verloren.

Wendet man diese Erkenntnis auf die Seele und die diesseitigen Aspekt der Seele, den Emotionen an und nimmt weiter an, dass es sich bei der Seele und den Emotionen um ein Feld handelt mit den Polen Ruhe und Unruhe, so könnte man schließen, dass das Beleben durch dieses Feld geschieht. Geht man weiterhin davon aus, dass das Feld von außen in den Menschen (Organismus) eintritt, so wäre das Feld dafür verantwortlich, dass der Organismus lebt.

Anorganisches, darüber sind wir wohl uns alle einig, besitzt keine Lebensenergie. Ich wage mich weiter vor und sage keine Emotionen.

Pflanzen und Tiere scheinen von Emotionen in verschiedenen Formen ebenso beseelt zu sein.

Wenn nun diese Lebensenergie von außen eintritt und nach dem Tode des Menschen oder Organismus wieder austritt und man wendet den Satz der Energieerhaltung der Entropie an, so müsste diese Energie, handelt es sich um ein geschlossenes System, erhalten bleiben. Die Seele müsste in das Energiereservoir zurückkehren. Demzufolge gebe es eine höhere Macht, ein Energiefeld, das außerhalb des Menschen und der Organismen bestehen müsste.

Nicht religiöse Erklärung

Eine weitere Möglichkeit wie anorganisches belebt wird, wäre folgende. Die aus Aminosäure bestehenden Molekülketten schließen sich zu einer RNA oder DNA zusammen, die Zelle wird durch Information gesteuert, das ergibt die neueste Krebszellenforschung.

Der Einzeller aus dem wir vermutlich laut wissenschaftliche Erkenntnis erschaffen sind, bindet Molekülketten so zusammen, dass Leben entsteht. Nehmen wir an, dass wie bei vielen Feldern, zum Beispiel dem elektrischen Feld bei dem zwei gegensätzliche Pole, plus und minus, ein elektrisches Feld erzeugen, ein ähnlicher Vorgang bei der Zusammenbindung der Molekülketten stattfindet. Anders gesagt, die sich bildenden Molekülketten des Einzellers erzeugen diese Pole und damit ein lebensenergetisches, emotionales Feld, mit seinen Polen Ruhe und Unruhe, so wäre der vorgenannte Gottesbeweis hinfällig. Das emotionale Feld entsteht infolge der Bildung der Molekülketten.

Unter der Voraussetzung, dass die Lebensenergie der Seele und der diesseitigen Emotion ein Feld ist, bleibt daher die Frage, ist dieses seelisch, emotionale Feld, ein Feld äußerlich der Moleküle die das Leben bilden, zu finden oder wird das Feld durch die Struktur der Moleküle erzeugt?

Mit Messgeräten ist es möglich emotionale Änderungen durch elektrische Hautwiderstandsmessungen, beispielsweise mittels Lügendetektor nachzuweisen. Die elektrische Ströme an der Körperoberfläche, der Haut werden ausgelöst durch emotionale Änderung. Ähnlich wie bei einem magnetischen Feld, dass das elektrische Feld beeinflusst sind solche Vorgänge zwischen dem emotionalen und dem elektrischen Feld möglich.